上海市“科技创新行动计划”软科

上海干细胞产业
发展现状与展望

Development Status and Prospects of Stem Cell Industry in Shanghai

主　编　刘中民　汤红明

副主编　顾锡新　刘昕卿

编　者（以姓氏笔画为序）

刘中民（上海市东方医院　同济大学附属东方医院）
刘昕卿（上海市中国工程院院士咨询与学术活动中心）
汤　琦（上海市科学学研究所）
汤红明（上海市东方医院　同济大学附属东方医院）
邱鲁燕（上海市中国工程院院士咨询与学术活动中心）
何　斌（上海市东方医院　同济大学附属东方医院）
何晓君（上海市中国工程院院士咨询与学术活动中心）
陈　弢（上海市中国工程院院士咨询与学术活动中心）
陈　莉（上海市东方医院　同济大学附属东方医院）
郑天慧（上海市东方医院　同济大学附属东方医院）
赵庆辉（上海市东方医院　同济大学附属东方医院）
贾文文（上海市东方医院　同济大学附属东方医院）
顾锡新（上海市中国工程院院士咨询与学术活动中心）
康　琦（上海市卫生和健康发展研究中心）

人民卫生出版社

·北　京·

图书在版编目（CIP）数据

上海干细胞产业发展现状与展望 / 刘中民，汤红明主编．—北京：人民卫生出版社，2022.7
ISBN 978-7-117-32996-5

Ⅰ. ①上… Ⅱ. ①刘… ②汤… Ⅲ. ①干细胞-产业发展-研究-上海 Ⅳ. ①Q24

中国版本图书馆 CIP 数据核字（2022）第 049687 号

上海干细胞产业发展现状与展望
Shanghai Ganxibao Chanye Fazhan Xianzhuang yu Zhanwang

主　　编：刘中民　汤红明
出版发行：人民卫生出版社（中继线 010-59780011）
地　　址：北京市朝阳区潘家园南里 19 号
邮　　编：100021
E - mail：pmph @ pmph.com
购书热线：010-59787592　010-59787584　010-65264830
印　　刷：三河市潮河印业有限公司
经　　销：新华书店
开　　本：787 × 1092　1/32　　印张：5.5
字　　数：105 千字
版　　次：2022 年 7 月第 1 版
印　　次：2022 年 9 月第 1 次印刷
标准书号：ISBN 978-7-117-32996-5
定　　价：39.00 元
打击盗版举报电话：010-59787491　E-mail：WQ @ pmph.com
质量问题联系电话：010-59787234　E-mail：zhiliang @ pmph.com
数字融合服务电话：4001118166　E-mail：zengzhi @ pmph.com

前 言

干细胞治疗技术代表着未来医学的一个重要发展方向。干细胞疗法在人体组织和器官损伤修复、还原、替代或再生中的作用日渐凸显，也表现出独特优势，如当前全球突如其来的新型冠状病毒肺炎，其为人类重大难治性疾病的治疗带来新的希望。当前干细胞产业发展迅猛，受关注程度日益增加，在未来将成为最活跃和最具发展潜力的战略性新兴产业，对经济社会的发展将产生巨大影响。

干细胞研究已成为国际性、前沿性、战略性领域，全球大多数发达国家都聚焦干细胞领域并制定了相应政策和国家计划。美国不仅制定了器官生物制造合作计划、人体器官芯片计划等国家计划，更于2016年发布了*Achieving Large-Scale，Cost-Effective，Reproducible Manufacturing of High-Quality Cells：A Technology Roadmap to 2025*（《面向2025年大规模、低成本、可复制、高质量的先进细胞制造技术路线图》），以保持其在相关技术和产业化领域的全球领先地位。欧盟在监管政策上将组织工程、细胞治疗、基因治疗产品纳入先进技术治疗医学产品管理，鼓励干细胞在临床上应用。

日本倾国家之力发展以诱导多能干细胞为主的干细胞治疗。当前国际上已获批上市的干细胞产品有10余种，而我国目前尚无干细胞产品获批。

近年来，虽然我国已在干细胞前沿基础研究领域取得长足进步，但是临床转化仍是现阶段面临的重要问题之一。2018年，国家统计局首次将干细胞行业列入产业统计分类，把干细胞临床应用服务纳入到现代医疗服务目录中，这从侧面反映出国家对干细胞产业发展的重视以及干细胞科技成果转化的迫切性。截至2022年2月，我国133家医疗机构（含军队医院）已完成干细胞临床研究机构备案，但仅有75家机构的122项干细胞临床研究项目完成备案，而且，国家药品监督管理局药品审评中心仅受理了33项干细胞药品的临床试验注册申报，其中25项获默示许可。由于干细胞临床研究及临床试验相对缓慢，导致了目前我国干细胞产业上游相对成熟，中游和下游发展相对滞后的局面。

本书通过现场调研、座谈访谈、文献检索等形式，对干细胞产业基本情况、国际干细胞产业发展现状与国内干细胞研究现状与瓶颈等进行了分析评估，对国内外干细胞产业监管政策进行了对比分析，从干细胞发展环境、基础条件等方面分析了上海市在干细胞产业领域创新策源能力的现状，并对其他重点省市的干细胞产业发展现状进行了分析，最后从战略规划制定、政策法规完善、监管体系强化、先行先试探索等方面，提出了对于上海市推动干细胞产业发展的政策建议，以期为上海市成为引领干细胞学术新思想、科学新发现、技术新发明、产业新方向的创新策源地提供决策支持。

本书得到上海市“科技创新行动计划”软科学项目（19692115800）资助。

刘中民　汤红明

2022 年 3 月

目　录

引 言

随着科技的创新发展，干细胞技术在医学领域的潜在优势日渐凸显，尤其在人体组织器官损伤修复、还原、替代或再生等方面都表现出独特优势，这为人类重大难治性疾病的治疗带来新的希望。随着干细胞各类科技创新活动大力开展，近年来干细胞产业作为一种新兴产业也在快速发展，在未来将成为最活跃和最具发展潜力的战略性新兴产业，也会对经济及社会的发展带来巨大影响。

以满足人类健康、相关技术服务研发与产品应用等需求为目的，干细胞产业涵盖基础研究、临床前研究、临床研究、关键性技术开发、转化应用及相关配套产业等领域。按照产业链划分，可分为上游（采集与存储）产业、中游（技术与产品研发）产业、下游（临床治疗与应用）产业以及相关配套（试剂耗材、生物医学材料和仪器设备等）产业。

当前干细胞研究已成为国际性、前沿性、战略性领域，全球大多数发达国家都聚焦干细胞领域制定了相应政策和国家计划。美国早在2016年发布了*Achieving Large-Scale，Cost-Effective，Reproducible Manufacturing of High-Quality Cells：A Technology Roadmap to 2025*（《面向2025年大规

模、低成本、可复制、高质量的先进细胞制造技术路线图》)，还制定了器官生物制造合作计划、人体器官芯片计划等国家计划。欧盟在监管政策上鼓励干细胞在临床上应用，将细胞治疗、组织工程等相关产品纳入先进技术治疗医学产品管理。日本倾国家之力发展以诱导多能干细胞为主的干细胞治疗技术。2018 年，日本住友制药株式会社建造了世界首家可商业化临床级诱导多能干细胞制备中心，目前正在开发基于诱导多能干细胞相关产品，用于治疗脊髓损伤、帕金森病、心脏相关疾病，以及年龄相关性黄斑变性等。

纵观全球，干细胞产业市场份额大多被欧、美、日、韩等发达国家占据。目前国际上已有 10 余种干细胞产品上市，主要用于心血管疾病、自身免疫性疾病、骨关节炎、复杂肛周瘘、移植物抗宿主病等疾病治疗。我国虽然在前沿基础研究领域取得了一些成绩，但目前尚无 1 种干细胞产品获批上市，干细胞产业化进程已然落后。因此，我国亟须大力推进干细胞产业化，抢抓新一轮生物医药领域产业变革和历史发展机遇，以满足转化和应用需求，改变干细胞产业“跟跑”和被动局面。

近年来，国家密集出台一系列支持干细胞产业发展的鼓励政策。1999 年，国家卫生部出台《脐带血造血干细胞库管理办法(试行)》，对脐带血造血干细胞库实行全国统一规划管理。2015 年 7 月，国家卫生和计划生育委员会和食品药品监督管理总局颁发《干细胞临床研究管理办法（试行）》，开辟了以医疗机构为主体的干细胞临床研究双备案制度，即机构备案和项目备案。2016 年，科技部设立国家重点研发计划“干细胞及转化研究”试点专项，加速干细胞基础及转化研究。同时，国家颁布了一系列相关政策明确医疗机构作为干细胞临床研究主体及企业作为干细胞产业化主体，加快了干细胞临床研究与转化应用的步伐。

2018 年，国家统计局正式将干细胞产业列入《新产业新业态新商业模式统计分类（2018）》，分类代码 080106、行业代码 8499。自 2012 年被国家叫停以来，干细胞及转化研究在中国重新得到认可。由此看出，国家在干细胞政策和环境给予了大力支持，有利于干细胞产业平稳、健康、有序发展。

本书通过文献检索、现场调研、主题研讨、座谈访谈等形式，对干细胞产业基本情况、国际干细胞产业发展现状与国内干细胞研究现状与瓶颈等进行了分析评估，对国内外干细胞产业监管政策进行了对比分析，从干细胞发展环境、基础条件等方面分析了上海市在干细胞产业领域创新策源能力的现状，并对其他重点省市的干细胞产业发展现状进行了分析，最后从战略规划制定、政策法规完善、监管体系强化、先行先试探索等方面，提出了对于上海市推动干细胞产业发展的政策建议，以期为上海市成为引领干细胞学术新思想、科学新发现、技术新发明、产业新方向的创新策源地提供决策支持。

第一章

干细胞概述

第一节　干细胞定义

干细胞（stem cell，SC）的干，取英译之意，有“茎干、起源”的意思。干细胞是处于细胞系起源顶端的最原始细胞，具有多向分化潜能及自我更新能力，在体内可以分化产生多种特定组织类型的细胞。

从分化潜能来看，干细胞可分为全能干细胞、多能干细胞、单能干细胞。从发育阶段看，干细胞又可以分为胚胎干细胞和成体干细胞。

干细胞发育期间，一是可通过对称性分裂来实现自我扩增，二是通过非对称性分裂进行自我更新，从而产生更多具有不同分化类型的祖细胞。在复杂的器官中，如何区别干细胞和其他各种类型的祖细胞，还需从功能上进行精确的区分。在已分化成熟的器官中，干细胞既可以通过不断分裂来修复组织，也可以在组织中处于静止状态。

第二节　干细胞相关临床转化研究举例

因干细胞具有归巢、增殖分化和分泌生长因子等能力，在临床应用中可发挥独特的治疗效果。干细胞治疗，即通过干细胞移植来修复、替代患者的受损细胞，恢复细胞组织功能，从而达到治疗疾病的目的，主要的治疗手段可分为干细胞移植、干细胞再生技术、自体干细胞免疫疗法等。

一、干细胞治疗神经损伤的研究

人多能干细胞能靶向分化为各类神经前体细胞，进一步再分化为多种类型的神经元，如视网膜神经元、中脑多巴胺能神经元、基底前脑胆碱能神经元等。在小鼠模型中，神经前体细胞移植可以校正帕金森病和阿尔茨海默病表型。因此，人多能干细胞神经定向分化技术的建立，为获得相应的神经前体细胞和亚型特异性神经元，进而修复帕金森病、阿尔茨海默病和黄斑变性中病损的神经环路，改善患者症状和长期预后提供了新的希望。基于人多能干细胞神经定向分化技术的神经系统疾病细胞治疗临床研究已经在多个国家开展。日本、美国、英国、韩国和以色列等国正在进行人多能干细胞分化成的视网膜色素上皮细胞治疗黄斑变性的临床研究。日本、美国、澳大利亚、中国等国利用人多能干细胞分化得到的多巴胺能神经细胞进行帕金森病的细胞治疗临床研究。美国还开展了脊髓损伤的干细胞治疗临床研究。

二、干细胞治疗糖尿病的研究

间充质干细胞（mesenchymal stem cell，MSC），一种具有多向分化潜能的成体干细胞，在免疫调节、组织修复等方面展现出引人注目的应用潜能，其在1型和2型糖尿病治疗方面也崭露头角。已报道的2型糖尿病干细胞治疗多采用脐带来源、脂肪来源的间充质干细胞。多数研究为小样本探索性研究，据研究报道，2型糖尿病患者经干细胞治疗后血糖呈现不同程度下降，随之胰岛素用量减少，甚至部分患者的胰岛功能有所改善。一项研究报道2型糖尿病患者肾功能及心脏功能有不同程度的改善。另一项针对糖尿病肾病的研究则提示，间充质干细胞治疗后，患者肾小球滤过率改善。

三、干细胞治疗膝骨关节炎的研究

膝骨关节炎是一种关节软骨退行性疾病，多见于中老年，表现为关节软骨退化、半月板磨损和骨赘形成。关节软骨因缺乏神经和关节微血管滋养，在发生退行性改变后很难自愈或修复。通常保守治疗收效甚微，晚期严重者只能采用关节置换。

MSC因具有多向分化潜能和强大的旁分泌能力，被认为是理想的组织再生及修复物质。MSC可来自脂肪、骨髓和脐带。一般经体外分离和扩增，通过膝关节腔注射 MSC 来改善关节炎症状。

多年来，大量关于 MSC 治疗膝骨关节炎的临床试验验证了 MSC 改善膝关节症状和功能的作用。2017 年《实用骨科杂志》报道了膝关节腔内注射脂肪来源的 MSC（2×10^7 个）治疗膝骨关节炎，30 例膝骨关节炎患者在治疗后第 2 ~ 3 个月的视觉模拟评分、关节活动评分都较治疗前有明显改善。其他相关的临床试验，例如，脐带 MSC 治疗轻、中、严重膝骨关节炎，自体骨髓 MSC 复合血小板富集血浆治疗早期膝骨关节炎，与对照组相比，MSC 使用组均能明显地缓解疼痛，改善关节功能。

四、干细胞治疗心力衰竭的研究

随着经济水平的提高、社会老龄化的加速，心血管疾病的发病率不断攀升，其死亡率居各种疾病之首。而国内目前干细胞治疗心力衰竭的临床研究仍处于较为初期的阶段。

迄今为止，国内已有同济大学附属东方医院（上海市东方医院）、南京医科大学第一附属医院、中国人民解放军总医院第六医学中心、浙江大学医学院和中国医学科学院阜外医院等多个研究中心进行相关研究，研究结果表明患者接受间充质干细胞治疗后，6 分钟步行距离增加，心功能得到改善，且死亡率和并发症发生率并未增加。

五、干细胞在药物筛选中的应用

干细胞技术的诞生为新药研制提供了一种良好策略。当前药物研发进入工业化和信息化时代，药物发现和筛选由传统方法被高通量筛选所取代。国际上基于干细胞的药物筛选体系等新技术发展迅速，欧、美、日、韩等国际发达国家均已布局并都在抢占这一市场。我国创新药战略实施以来，药物筛选越来越受到重视。

采用干细胞作为药物筛选模型，其优点有：①相较于动物模型，干细胞筛选研究周期短，避免种属差异，临床前药理数据可控。②相较于分子模型，应用高通量筛选技术，干细胞通过多通道、多靶点、多指标检测，可进行更大规模筛选。③相较于永生化细胞，干细胞更贴近人体生理环境。但也存在一些亟待解决的科学问题，如稳定性、均一性和可重复性差等不足之处。

第三节　干细胞治疗概念界定与风险

因干细胞治疗技术存在诸多尚未被科学界明确的风险，如何对细胞治疗领域进行适度的监管和规范引起了国际上的普遍重视。以下针对已上市干细胞产品较多的美国、欧洲与日本等国家，从干细胞治疗类产品的概念界定和风险考量予以分析。

一、产品概念界定

美国、欧盟、日本对于细胞治疗产品的概念界定的侧重点各有不同，详见表 1-1，美国注重界定给药方式，将人类细胞、组织及相关产品（human cells，tissues，and cellular and tissue-based products，HCT/Ps）归类监管；欧盟侧重于临床应用范围，并且强调被处理和生物学特性，以先进技术治疗医学产品（advanced therapy medicinal product，ATMP）归类监管；日本则按照再生医学产品管理，强调细胞的来源为自体或同源，对细胞进行的人工基因操作技术主要用于再生修复。综上，细胞治疗产品可从给药方式、临床适用范围、细胞的来源、细胞人工操作的技术范围等进行界定。

表 1-1　美国、欧盟、日本对于细胞治疗产品的概念界定

国家	管理分类	概念界定	产品类别
美国	人类细胞、组织及相关产品（HCT/Ps）	是指含有人类细胞或组织，可通过植入、移植、静脉输注等方式转入受者体内的产品	生物药、医疗器械
欧盟	先进技术治疗医学产品（ATMP）	是指含有经过处理的被改变了生物学特性的细胞或者组织，可以用于疾病的治疗、诊断或者预防	先进治疗产品
日本	再生医学产品	是指由含有或由自体或者同源人类细胞或组织组成的药物或医疗器械，用于化学治疗、改变生物学特性和进行基因操作的激活细胞用于治疗疾病或组织修复再生	再生医学产品

二、产品风险考量

按照细胞来源分，细胞治疗产品可以分为自体细胞、同源异体细胞、异种细胞等不同类别。考虑到生物体具有排异性，异体与异种细胞在临床治疗中相对风险较高，所以不同类别细胞治疗产品的临床应用风险也各自有差异，不能一概而论。从已上市细胞治疗产品来看，大多数为自体细胞类产品。

不同国家对细胞治疗产品与临床应用的监管与审批主要分为两条路径：一是将干细胞治疗产品归为药物或医疗器械产品，严格遵循药物产品审批的流程，由药品监管部门进行临床准入与应用的监管审批；二是归为医疗技术，在医院直接进行临床应用，由卫生部门进行监管。

三、全球干细胞治疗产品研发概况

近年来，全球关于干细胞治疗的研究迅速发展，除了造血干细胞移植，全球多个国家和地区已经批准了十几种干细胞治疗产品，其中多数都基于间充质干细胞治疗。尽管距离第一种利用人体干细胞治疗的商品化药物获批已经过去了近十年的时间，除了少数产品在多地获批（如 Prochymal 在美国、澳大利亚、加拿大等多个国家和地区获批），大多数产品都止步于首次获批的国家或地区。这也说明干细胞治疗在全球范围内还处于商业化的摸索阶段。

从全球干细胞治疗产品数量来看，美国仍然是产品开发最多的国家，有516个产品，其中上市产品有9个；其次是韩国，共有92个产品，上市产品有5个。英国、日本也有50多个产品，其中日本上市产品较多，有5个。详见表1-2。

表1-2 全球主要国家/地区的干细胞治疗产品研发状态

研发状态	美国	韩国	英国	日本	欧盟	加拿大	西班牙	德国	澳大利亚	以色列
上市	9	5	1	5	5	2	1	2	4	1
注册	2	1	0	2	2	1	1	0	0	1
预注册	1	0	0	0	0	0	0	0	0	0
临床Ⅲ期	15	4	3	2	7	5	0	2	3	3
临床Ⅱ期	81	13	19	12	14	11	7	5	4	4
临床Ⅰ期	39	5	5	3	0	2	1	0	3	1
临床	5	0	0	1	0	0	1	0	0	0
临床前	89	11	8	10	2	4	3	4	4	3
发现	38	2	6	5	0	5	0	2	1	2
暂停	1	0	1	0	0	0	0	0	0	0
停止	26	2	1	3	4	1	3	2	0	2
没有研发报道	210	49	12	11	6	5	17	14	6	8
合计	516	92	56	54	40	36	34	31	25	25

第四节 干细胞产业背景

一、干细胞产业内涵

干细胞产业是典型的战略性新兴产业之一，主要依托干细胞相关产品与服务以满足人类各种医疗和应用需求，涵盖干细胞基础研究、技术研发、临床应用及相关配套产业等领域。干细胞治疗技术代表着未来医学的一个重要发展方向，具有技术含量高、投资收益高、风险大、周期长等特征。干细胞产业近几年发展迅猛，受关注程度日益增加，在可预期内将成为最活跃和最具发展潜力的新兴产业，对经济社会发展的影响力巨大。

二、干细胞产业分类

（一）基于治疗领域分类

干细胞产业的价值主要通过临床治疗实现，其发展动力是治疗当前传统疗法难以有效治疗的疾病领域，依据全球主要的 300 多家干细胞研究型企业涉及的治疗领域，可划分为心血管疾病、中枢神经系统疾病、骨病、糖尿病、血液病、肿瘤、肝病、皮肤病、免疫系统疾病等。

（二）基于干细胞来源分类

按干细胞来源划分，可分为脐带血干细胞、成体干细胞、胚胎干细胞、成人骨髓干细胞、成人脑干细胞、成人皮肤干细胞和脂肪源干细胞等，其中脐带血干细胞占市场比例最大（约 36%）。随着干细胞制备技术的不断发展，大量诱导多能干细胞涌现，干细胞来源类型会相应扩充。

（三）基于产业链的划分

从产业链角度，可将干细胞产业分为上游产业、中游产业、下游产业以及相关配套产业。详见表 1-3。

表 1-3 基于产业链的干细胞产业划分

产业分类	产业内涵
上游产业	干细胞的采集与存储
中游产业	干细胞技术研发或产品的生产与加工
下游产业	干细胞移植及治疗
相关配套产业	研究试剂产业
	基于遗传信息的产业
	诊断检测试剂产业
	生物工程材料、再生组织器官产业

第二章

研究思路与方法

第一节 研究思路

在全面把握国内外干细胞产业发展前景趋势、现状进展和监管政策的基础上，基于创新链和全产业链的深入研究，结合对技术创新、模式创新和体制机制创新进行综合考量，对我国和上海干细胞产业发展的基础条件优势、关键瓶颈及短板，以及未来产业发展的潜力点和突破重点形成客观和全面的判断，并最终形成能够支撑政府决策和产业主体下一步推进干细胞产业发展的战略举措和对策建议。

总体上，研究希望达成几个方面的目标。

一是形成全球干细胞产业发展经验的案例线索。基于对全球典型国家（或地区）及国内干细胞产业发展现状的深度分析对标，分析总结技术发展、产业推进和监管法规方面能够借鉴的先进经验。通过对标分析明晰我国和上海干细胞产业发展的优势和差距。

二是形成我国和上海干细胞产业发展的全局资

料。跟踪干细胞从基础研究、临床前研究、临床研究到产业化的创新链发展基础条件和最新进展，把握当前干细胞产业链上、中、下游三大环节发展和监管现状，形成能够反映产业基础优势、瓶颈短板和未来潜力的全局资料。

三是形成加速上海干细胞产业发展的战略举措。以催生干细胞学术新思想、科学新发现、技术新发明和产业新方向为依据，从发挥区域优势潜力、打造未来增长点和提升全球影响力等角度，全方位探讨提出现阶段适合上海的干细胞产业发展战略路径和对策建议。

第二节　研究方法

本书结合产业经济学和产业创新生态理论，充分运用文献分析、对标分析、竞争情报、问卷调查、实地调研、专家论证、SWOT 分析（道斯矩阵）等方法开展研究，采用主客观工具方法相结合的模式展开。依托国家干细胞转化资源库、中国整形美容协会干细胞研究与应用分会、上海干细胞临床转化研究院和上海干细胞产业联盟等专业化平台的合作交流优势，研究过程由多机构、多学科共同参与互动，充分吸纳了产、学、研、医和相关政府部门观点和建议，形成对于行业具有参考意义的全局资料和对于政府部门推进产业发展具有参考意义的对策建议。

（1）文献分析方法：利用各种渠道收集干细胞领域技术性资料、相关政策文本、行业分析报告、开放性临床数据和相关产品上市资料，获得对干细胞产业全面和充分的理解，对关键性问题进行深入解读和研究。

（2）对标分析方法：对标国际领先国家和地区干细胞产业发展现状、行业监管现状、相关产业政策和最新技术成果，明晰国内和上海干细胞产业发展中的差距以及未来围绕干细胞产业的布局重点和所需的配套条件。同时，梳理国内其他省市干细胞产业发展现状，与上海形成对标。

（3）竞争情报方法：从全球视角，对干细胞产业链、产业政策，以及创新资源分布情况进行全面梳理，把握干细胞产业全球竞争态势和区域产业基础，结合专利地图分析工具，对全球干细胞专利地区分布、重点机构分布和主要技术热点和趋势进行全面把握。

（4）问卷调查方法：根据项目需要设计调研问卷，发挥国家干细胞转化资源库、上海干细胞临床转化研究院等平台优势及干细胞产业链联盟的网络优势，围绕我国干细胞研究与转化的现状、产业发展的诉求以及当前制约产业发展的关键问题开展调研，最大范围内凝聚行业共识。

（5）实地调研方法：结合干细胞产业内涵，对上海干细胞产业涉及的重要主体进行调研，全面把握上海干细胞产业创新策源现状、相关技术平台的布局情况、产业化推进的相关政策，深入了解干细胞产业发展的现状问题。

（6）专家论证方法：围绕干细胞产业推进中的潜在机遇、关键重点、有效路径和相关政策建议的可行性等主题召开专题专家座谈会，听取政、产、学、研多方专家意见，对本书形成的初步观点和结论进行论证和补充。

（7）SWOT 分析方法：通过 SWOT 分析法（道斯矩阵）综合分析当前干细胞产业发展的内、外部条件，分别从产业发展优、劣势以及面临的机会和威胁四个方面展开，有利于对干细胞产业发展的战略环境形成清晰的判断。

第三节 研 究 框 架

研究框架图如图 2-1 所示。

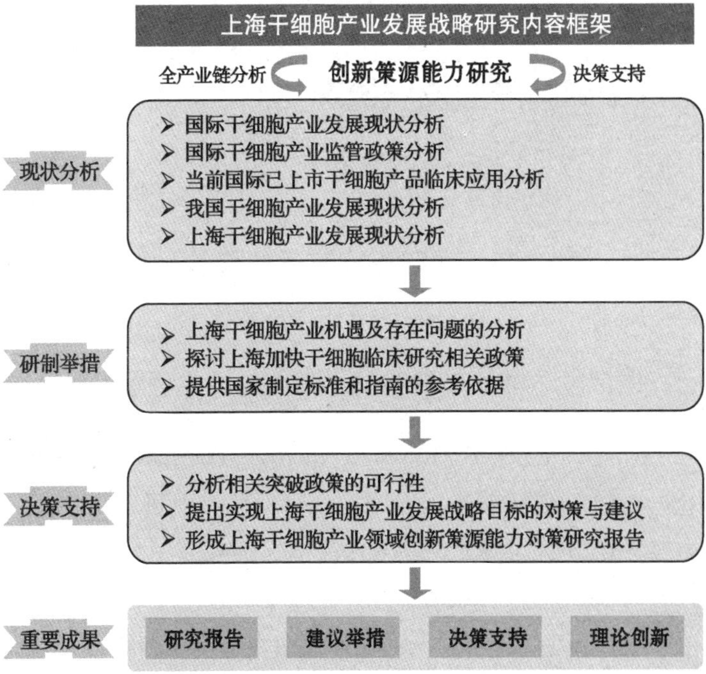

上海干细胞产业发展战略研究内容框架

全产业链分析 **创新策源能力研究**  决策支持

现状分析

- 国际干细胞产业发展现状分析
- 国际干细胞产业监管政策分析
- 当前国际已上市干细胞产品临床应用分析
- 我国干细胞产业发展现状分析
- 上海干细胞产业发展现状分析

研制举措

- 上海干细胞产业机遇及存在问题的分析
- 探讨上海加快干细胞临床研究相关政策
- 提供国家制定标准和指南的参考依据

决策支持

- 分析相关突破政策的可行性
- 提出实现上海干细胞产业发展战略目标的对策与建议
- 形成上海干细胞产业领域创新策源能力对策研究报告

重要成果

研究报告　建议举措　决策支持　理论创新

图 2-1　研究框架图

第三章

全球干细胞产业发展概况

第一节　国际干细胞产业现状分析

一、国际发达国家前瞻布局干细胞与再生医学产业

据国际研究机构 Market Research 及 Transparency Market Research 的数据显示，全球干细胞市场规模在 2010 年、2014 年已分别达到 215 亿美元、507 亿美元以上，复合年增长率为 23.9%，在 2024 年预计达 3 614 亿美元。纵观全球，在干细胞领域，世界最大的市场集中在北美、西欧、亚太地区三大地域，根据 Select Biosciences 数据显示，全球干细胞市场中北美占比 44%，西欧占比 38%，亚太地区占比 17%，世界其他地区在干细胞领域的贡献甚微。根据 2018 年 8 月发布的《新产业新业态新商业模式统计分类（2018）》，干细胞产业第一次被正式列入国家统计局系统，分类代码 080106、行业代码 8499，自 2012 年被叫停以来，干细胞研究在中国重新得到认可。日本、韩国、英国、加拿大等国的企业和研究机构也逐渐加大对干细胞行业的投入，试图在研究和应用上占领制高点。

1. 美国　美国联邦和地方州政府对干细胞治疗产业政策支持和监管态度不完全相同，政策支持方向还有所反复，尽管如此，目前美国干细胞治疗技术在全球处于领先，从产业发展规模上看，美国是全球第一大国，约占全球份额的65%。

在产业布局上，美国早于2016年就发布了*Achieving Large-Scale，Cost-Effective，Reproducible Manufacturing of High-Quality Cells：A Technology Roadmap to 2025*（《面向2025年大规模、低成本、可复制、高质量的先进细胞制造技术路线图》），以保持其在相关技术和产业化领域的全球领先地位。

在监管政策上，2015年美国出台的《21世纪治愈法案》包含了加速支持细胞治疗、组织工程产品、组织疗法以及联合疗法发展和审批相关的条款，鼓励医疗器械和新药研发创新，要求美国食品药品监督管理局加快审批。2017年11月16日，美国食品药品监督管理局（FDA）公布了一个有关再生医学的比较全面、全新的政策框架*Regulatory Considerations for Human Cells，Tissues，and Cellular and Tissue Based Products：Minimal Manipulation and Homologous Use*（《人体细胞、组织以及细胞和组织产品的监管考虑：最少操作和同源使用》），该框架的4份指导文件均建立在科学监管方法和现有风险基础上。

在科研投入上，根据美国国立卫生研究院（NIH）官方网站数据，2008—2018 财年在干细胞研究的实际投入上总体呈现上升趋势，投入总额高达 150.87 亿美元，平均每年约增长 9.45%。除政府资金外，私人资金也发挥了很大的作用。截至 2022 年 2 月 28 日，资金来源于 NIH 和其他美国联邦机构的正在进行临床试验的干细胞治疗项目数分别为 1 450 项和 52 项，来自美国医药产业界和其他机构和组织的干细胞治疗项目分别为 2 350 项和 5 240 项。美国干细胞治疗研发公司超过 100 家，除知名的 Osiris Therapeutic，还有 Stem Cells Inc、Neural Stem Inc、Advanced Cell Therapies 等公司。另外，部分传统制药行业巨头也开始从事干细胞的研发，例如 Pfizer、Genzyme、Geron、Celgene 都扩大了干细胞治疗及再生医疗方面的业务。总体上，美国干细胞治疗产业已呈现出快速发展态势。

2. 欧盟　德国、法国等欧洲国家位于第二梯队。欧洲国家本身联系紧密，其医疗发展体系成熟且有着悠久历史。经济联合体的制度安排，使各国医疗技术交流便利，产业实现集中发展，欧洲在全球干细胞市场临床研究上占有 23.44% 左右的比例，全球排名第二。在监管政策上，欧洲药品管理局（EMA）将细胞治疗、组织工程、基因治疗产品纳入先进技术治疗医学产品（ATMP）管理中。

欧盟对细胞治疗产业的监管有两条路径。一是由 EMA 负责审批和管理，按照先进技术治疗医学产品来进行临床研究与申报。二是由医院决定是否对患者的治疗应用，遵循医院豁免条款。然而除了 TiGenix 公司，欧洲没有特别出众的干细胞公司，该公司在推出第一个产品上市后就被武田制药收购了。TiGenix 公司拥有治疗自身免疫性和炎性疾病的同种异体脂肪间充质干细胞（expanded adipose-derived stem cell，eASC）产品和治疗心脏病的心脏干细胞产品。eASC 平台产品线包括 Cx601（治疗克罗恩病患者的复杂肛周瘘）、Cx611（治疗脓毒血症）、Cx621（治疗自身免疫性疾病）。另一个产品是 AlloCSC-01，为冠状动脉内输注的同种异体心脏干细胞，用于治疗急性缺血性心脏病。2015 年，由意大利凯西制药公司研发的欧洲首个干细胞药物 Holoclar 获得欧盟委员会的批准，用于因物理或化学因素灼伤而引起的中重度角膜缘干细胞缺乏症（limbal stem cell deficiency，LSCD）的治疗。2018 年 3 月，Cx601 获得欧盟上市批准（Alofisel，darvadstrocel），这是欧洲首个上市的异体干细胞产品。

3. 日韩　近年来，干细胞行业在备受瞩目的亚洲也迎来快速发展期，其干细胞临床研究数已在全球排名第三，占比 15.32%，日韩是主要市场。从现有数据分析可以预估，全球干细胞行业的市场结构，一定会从北美一家独大慢慢向各大洲势均力敌的竞争性趋势发展，行业变局值得期待。日本近几年在技术上有更多新的突破，本土科学家在干细胞领域连连获得诺贝尔奖，是亚太地区最先进技术的代表。

日本出台了一系列研究指南规范，包括《干细胞临床研究指南》《人体自体细胞 / 组织产品质量控制与安全指南》《细胞组织操作原则》等。日本政府也在考虑对细胞治疗的监管立法建立分级管理制度，针对诱导多能干细胞、间充质干细胞、免疫细胞治疗分别制定不同级别的管理办法。再生医学产品在临床研究中证实有效性与安全性之后，增加了条件性、限制性准入许可。

日本倾国家之力发展以诱导性多能干细胞（iPSC）为主的干细胞治疗，于 2018 年 3 月 23 日耗资 3.4 亿美元建造了世界首家可商业化临床级 iPSC 制备中心，2019 年推出了世界上第一个商业化的来源于人类 iPSC 的小肠上皮细胞，新的 Cellatis® 肠上皮细胞（来自 ChiPSC18）试剂盒是在 Takara Bio 接受大阪大学的技术转让时联合开发的。日本政府鼓励聘请那些熟悉西方专利技术的专家，向日本的研究机构提供干细胞专利申请方案咨询。

韩国曾经是干细胞研究强国，但一系列研究丑闻使得韩国政府一度叫停了干细胞相关的临床研究。近几年，韩国政府正积极推动韩国在干细胞临床研究领域的发展，通过降低干细胞产品进入临床研究以及进入市场的准入门槛，鼓励进行更多的干细胞产品研发。在韩国，干细胞治疗产品由韩国食品药品监督管理局（KFDA）进行监管，以确保干细胞治疗产品的安全性和有效性。为了发展生命科学与技术，韩国颁布生物伦理和生物安全法，并依此对韩国干细胞治疗产品进行统一监管。政府重视干细胞的临床应用，给予大力投资，韩国总统将干细胞治疗产业形容为国家经济的驱动力，在2015年韩国将干细胞治疗研究的预算提高到0.98亿美元，已建立至少5个全球干细胞治疗研究团队，目前韩国是获批准干细胞治疗产品上市最多的国家之一。

二、国际干细胞临床试验/研究如火如荼

截止到2022年2月28日，以“stem cell”作为关键词，在美国NIH全球最大的临床试验数据库ClinicalTrials.gov网站中检索到的全球干细胞临床试验有8 997项，其中美国4 335项、欧洲2 158项、中国966项、日韩437项；全球有867项进入临床Ⅲ期的试验，其中美国336项、欧洲378项、中国146项、日韩107项。并根据其涉及的治疗领域可分为中枢神经系统和神经病学疾病（18%），糖尿病（11%），心血管疾病（15%），血液病（9%）和癌症（8%）等。根据不同的细胞来源，干细胞可划分为脐带血干细胞（36%）、成体干细胞（15%）、胚胎干细胞（14%）、成人骨髓干细胞（11%）和成人脑干细胞（7%）等。随着细胞制备技术的进步，越来越多的细胞类型在研究中得到应用，干细胞的来源类型也将进一步扩充。

近年来，以干细胞为核心的再生医学研究备受关注，其

通过促进组织再生或自我修复的方式为人类难治性疾病的治疗带来了无限可能。

第二节　全球主要国家干细胞治疗产业监管政策情况

一、美国

（一）法律法规

美国在干细胞治疗方面形成了较为完善的法规监管框架，由法律、法规、管理制度与指南三个方面组成其法律法规体系。美国的细胞、组织或基于细胞、组织的产品（HCT/Ps）属于人类组织和细胞类产品范畴，管理类别分别为 PHS 351 与 PHS 361，PHS 351，产品由美国生物制品评估研究中心（CBER）负责审批，PHS 361 为可以在医院进行临床应用的产品。

（1）法律层面：干细胞治疗产品管理的法律来自《美国食品、药品和化妆品法案》和《公共卫生服务法案》。《现行药品生产质量管理规范》是根据《美国联邦法规》（CFR）中的 21CFR 210 和 211 条制定的，其适用于干细胞治疗产品，包括制造产品设备特征及制造过程和步骤。

（2）法规层面：2001 年美国发布 CFR 1271，并于 2005 年正式实施，CFR 1271 是干细胞治疗产品审批主要依据的法规，将人体细胞和组织分为PHS 351与PHS 361两大类管理。PHS 351产品属于美国HCT/Ps分类监管的产品，包括皮肤、骨、韧带、硬脑膜、角膜、心脏瓣膜、脐带血来源前体细胞、外周血干细胞（PBSCs）、人工合成基质上的表皮细胞、经过改造的自体软骨细胞、精子或其他生殖组织。PHS 361类干细胞治疗产品无需提出新药申请，不属于HCT/Ps分类监管的产品，包括全血、血液成分或血液衍生产品，如血小板、白细胞、凝血因子等动物来源的细胞、组织或器官和可以作为同源性应用的骨髓等。

（二）指南与规范

FDA还与其他干细胞治疗方面的管理部门、企业、高校和研究机构相互交流，以此形成有关大多数类别生物制品的制造和临床试验的指南与规范。在共同制定的大量指导性文件中，界定的原则适用于干细胞疗法的评估。美国FDA和NIH之间通过签署正式的谅解备忘录（MOU）协议促进干细胞治疗管理建议的形成。

美国FDA为便于干细胞治疗的监管和指导产品研发，对干细胞治疗相关法规和监管内容进行了丰富的原则性技术解读，形成了针对不同技术问题的“指导原则”。在用于指导干细胞治疗产品研发方面，美国FDA已出台了20余项技术性指导原则，详细表3-1。

表 3-1　FDA 细胞治疗针对性法规与审评指南

时间	中文名称	英文名称	类型
1998 年	人体细胞治疗和基因治疗指南	*Guidance for Industry: Guidance for Human Somatic Cell Therapy and Gene Therapy*	指南规范
2001 年	人体细胞及组织产品的管理规定	21 CFR 1271	法规
2008 年	关于 FDA 评审及研制机构的指南：人体细胞治疗研究性新药的化学成分和审查、生产和控制（CMC）等方面的申请（IND）信息	*Guidance for FDA Reviewers and Sponsors: Content and Review of Chemistry, Manufacturing, and Control (CMC) Information for Human Somatic Cell Therapy Investigational New Drug Applications (INDs)*	指南规范
2013 年	细胞和基因治疗产品的临床前研究调查评估指南	*Guidance for Industry: Preclinical Assessment of Investigational Cellular and Gene Therapy Products*	指南规范
2014 年	细胞治疗和基因治疗产品的早期临床试验设计指南	*Considerations for the Design of Early-Phase Clinical Trials of Cellular and Gene Therapy Products; Guidance for Industry*	指南规范
2017 年	关于人体细胞和组织产品最小操作与同源使用的监管指南	*Regulatory Considerations for Human Cells, Tissues, and Cellular and Tissue Based Products: Minimal Manipulation and Homologous Use*	指南规范

（三）审批监管框架

细胞治疗的临床试验审批由生物制品评估中心（CBER）负责，严格遵守 FDA 药品管理法规 21 CFR 312.23，与其他生物制品、药品一致。FDA 生物制品评估研究中心设置了细胞、组织与基因治疗的日常办公室，该办公室由临床评估与药理研究、人类组织的管理、细胞与基因治疗三个部门组成，其中细胞与基因治疗部门负责对干细胞治疗产品的审批与准入，根据风险的等级和类别采用分级分类管理模式，以确保干细胞治疗产品的安全性和有效性。干细胞治疗相关产品在未获得 FDA 批准用于治疗疾病前，必须对干细胞治疗产品标注为研究用，并且不能进行产品宣传。同时，要由干细胞领域资深研究人员组织可行的Ⅰ期、Ⅱ期及Ⅲ期临床试验，以确保用于细胞治疗产品的安全性和有效性。而要作为生物制品或者药物进入商品市场，审批过程更加严格。相关的干细胞治疗产品在经过严格的Ⅰ期、Ⅱ期及Ⅲ期临床试验后，还必须向 FDA 递交生物制品许可证申请（BLA）或新药申请（NDA），拿到批件后才可进入市场。

细胞治疗的快速审批程序时间为 6 ~ 10 个月（主要指审批程序，详细见优先审评和突破性治疗途径），目前美国已有多种细胞治疗产品上市（图 3-1）。

美国 FDA 有四条特别审批通道，即快速通道、加速批准、优先审评和突破性治疗。进入特别通道的条件有两个，即目前无有效药物，新药能填补空白，或者新药在有效性或安全性上有明显优势。

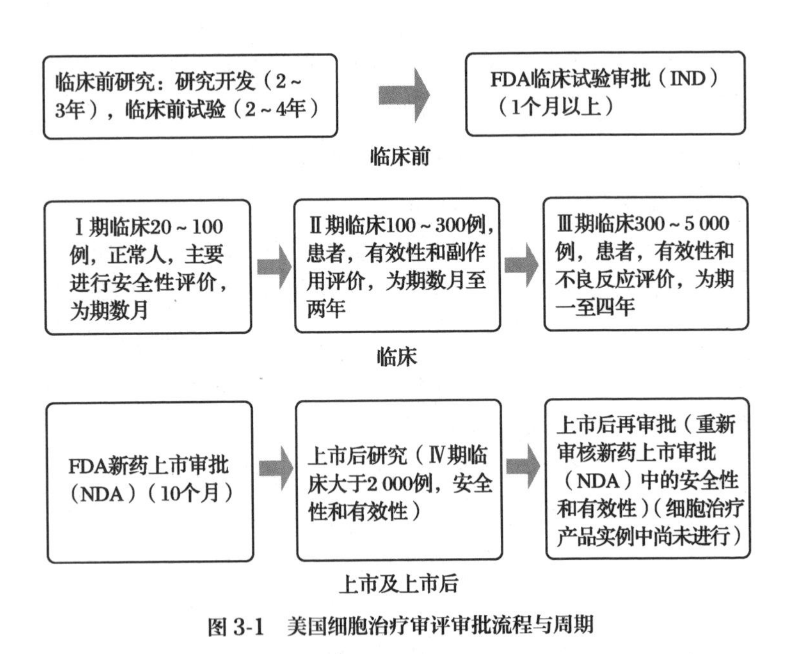

图 3-1　美国细胞治疗审评审批流程与周期

在目前上市的细胞治疗产品中，优先审评和突破性治疗是主要使用的快速审批途径。优先审评不仅针对严重疾病（serious diseases），也适用于普通疾病（less serious illnesses），能否进入优先审评的关键在于是否有优于现有治疗手段的潜力。优先审评需药企在提交 NDA 或 BLA 时主动申请，FDA 将在 45 天内给出答复。与快速通道、加速批准不同之处是优先审评只针对药物的审评阶段，但不加速临床试验。根据 *Prescription Drug User Fee Act*（《处方药使用者费用法》），优先审评的周期为 6 个月，而标准审评周期为

10个月。

2012年7月9日，《FDA安全与创新法案》（*Food and Drug Administration Safety and Innovation Act*）正式开始实施，FDA的第四条药物特殊审批通道产生，即突破性治疗。进行突破性治疗资格申请可以与药物的新药申请一同提交，或者在新药申请提交后的任一阶段提交，FDA在收到新药申请60天内进行答复。FDA不会公开申请者名单，也不会公布授予“突破性药物”资格的名单，因为FDA不能公开IND信息。突破性治疗的认定需满足两个条件，即：①适应证是严重或致死性疾病；②有证据显示在某一重要临床终点上明显优于现有药物，当然如果一个药物获得了“突破性药物”，就不需要再申请“快速通道”。如果一个药物申请“突破性药物”失败，FDA不会自动启动“快速通道”认定程序，研发单位需要重新申请。

（四）政策特点及效果

纳入药品法规，接受监管。美国颁布了《对人体细胞及组织产品的管理建议》，正式将干细胞疗法作为“人体细胞及组织产品”纳入美国药品法规，美国生物制品评估研究中心下属的部门负责干细胞治疗产品的审批与市场准入。

根据产品风险等级，进行分类管理。美国根据干细胞疗法的风险高低，运用不同的管理模式。对于低风险的干细胞治疗产品的研究机构进行不定期检查，风险较低的干细胞治疗产品不需要向美国 FDA 申请，而高风险的干细胞治疗产品则需要提出申请。

政产学研用互相沟通，制定指导性文件。美国 FDA 与其他管理部门、企业、高校、科研机构等相互沟通，形成意见一致的关于干细胞产品的制造和临床试验的指南及规范，并依次形成干细胞治疗的标准。

生物技术创新发展，对监管政策提出新的要求。美国 FDA 为了支持创新产品的发展，不断修正其监管政策，提出突破性治疗。其目的是让创新产品尽快进入市场，服务于患者，为其提供新的治疗方案。

二、欧盟

欧洲药品管理局将组织工程、细胞治疗、基因治疗产品纳入先进技术治疗医学产品（ATMP）管理，该类药物的定义是能够为疾病带来革命性的治疗方案，对于患者与产业具有巨大前景。欧盟细胞治疗的监管有两条路径。一是按照先进技术治疗医学产品进行临床研究与申报，由欧洲药品管理局负责审批和管理。二是遵循医院豁免条款，由医院决定对患者的治疗应用。

（一）法律法规

从法律层面，细胞治疗管理的法律依据为欧盟《医药产品法》与《医疗器械法》，对医药产品的临床前研究、临床研究、制造与销售的全产业链进行系统的法律监管。随着生物治疗的飞速发展，欧盟加强了对细胞治疗产品的监管，2007年欧盟颁布了《先进技术治疗医学产品法规》[*Regulation(EC)No. 1397/2007 on Advanced Therapy Medicinal Product*]，并于2008年12月30日起实施，将基因治疗产品、体细胞治疗产品和组织工程产品定义为先进技术治疗医学产品，其中细胞治疗产品指含有经过处理的被改变了生物学特性的细胞或者组织，可以用于疾病的治疗、诊断或者预防。按照药物申报，先进技术治疗医学委员会审批，审批时间1～2年。该法规中提出了医院豁免条款（Article 28），对某一医生为患者个体进行的治疗应用行为进行豁免。

（二）审批监管框架

欧盟规定ATMP必须执行集中化审评程序，并成立了先进技术疗法委员会（CAT），专门负责新技术疗法产品的技术审评。CAT对每一份提交至管理部门的ATMP提出审评意见，但该意见将被提交至人用医药产品委员会（CHMP），由CHMP做出采纳批准、变更、暂停或取消上市许可的建议，然后将建议发送至欧盟委员会。一旦产品在欧盟被批准上市，管理部门将对其安全性和有效性进行进一步评价（图3-2）。

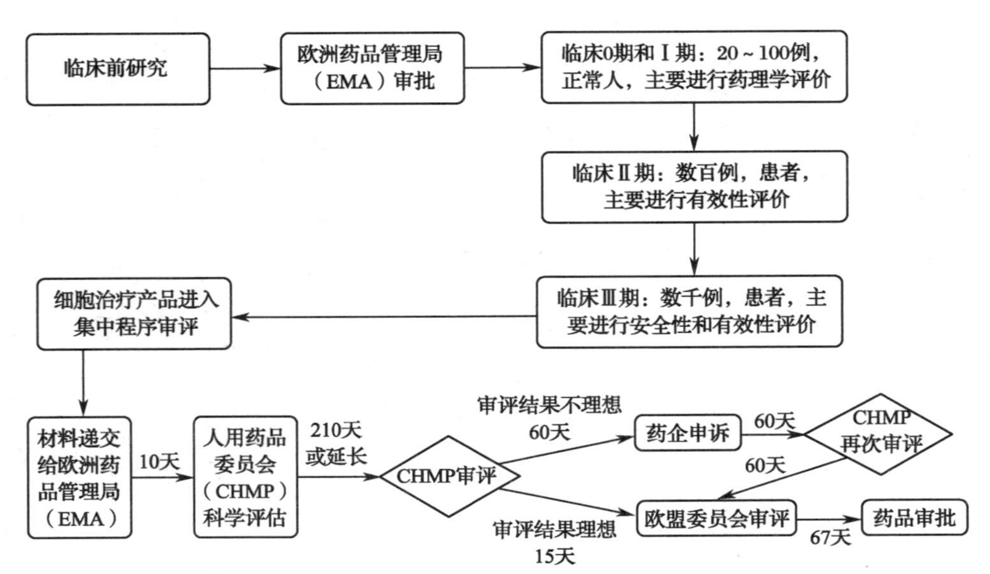

图 3-2　欧盟细胞治疗审评审批流程与周期

欧洲药品管理局（EMA）发布了“优先药物”计划（Priority Medicines），承诺给予有前景的新产品更大的支持，包括专用EMA联络点、项目中给予科学建议，以及可能的150天加速评估（标准为210天）等特殊待遇。“优先药物”的资格将留给那些可以提供比现有疗法更明显的治疗优势，或者为无药可用的患者提供效益的药物。“优先药物”项目必须符合以下条件：

制药企业必须递交早期临床数据，而且这些数据必须能够证明该产品有希望在目前尚且不能有效治疗的疾病中取得突破。一个药物一旦被授予相关资格，EMA将会采取以下措施：①委派一名来自人用药品委员会（CHMP）的专员为研发企业研发提供持续的技术支持，与企业沟通交流后提交上市申请前的一切技术问题；②可以为企业安排与EMA沟通的专属时点；③在关键的研发里程碑为企业提供科学建议，与更多的利益相关方（如健康技术评估组织）接洽以帮助患者更早获得新药；④在提交上市申请时与企业确认获得加速审评的可能性。

1. 纳入先进技术治疗医药产品管理　2007年11月13日，欧盟颁布了《先进治疗医药产品管理规定》，干细胞治疗作为体细胞治疗产品被纳入其药品监管体系，由专业委员会对产品进行评审。审批时间为1 ~ 2年。

2. 首次提出了医院豁免条款　《先进治疗医药产品管理规定》首次提出了医院豁免条款，指出对特定患者进行的干细胞治疗可以进行豁免。

3. 成立先进技术疗法委员会　在审评程序方面，欧盟成立了先进技术疗法委员会（CAT），负责新技术疗法产品的技术审评，并规定先进技术治疗医药产品（ATMP）必须执行集中化审评程序。

（三）政策特点及效果

欧盟对细胞治疗的监督有两条途径，一是按照 ATMP 进行临床研究与申报，由 EMA 负责审批与管理。二是遵循医院豁免条款，由医院决定对患者的治疗应用。

2008 年，欧洲议会和欧盟理事会通过了关于先进治疗医学产品（ATMP）的法规（EC）No 1394/2007，将组织工程、细胞治疗、基因治疗等产品纳入 ATMP，由欧洲药品管理局（EMA）成立先进技术疗法委员会（CAT）对 ATMP 进行集中化审评，并针对干细胞及基因治疗产品所采用的原材料、非临床相关研究、生产质控、临床试验相关设计、统计相关分析以及风险控制等制定了一系列的科学指导原则。

除 CAT 相关的集中审评程序，欧盟为不以上市为目的的 ATMP 相关产品设定了“医院豁免”条款。允许在各主要成员国的监管机构批准后，在本国医疗机构内使用基于非常规质量标准、通过非工业化生产的个体化定制 ATMP。这样无须经过集中审评，简化了相关的审评程序，加快了干细胞治疗产品的临床应用。

三、日本

日本在干细胞领域，特别是诱导性多能干细胞领域，发展也尤为迅速，成为首个将诱导性多能干细胞应用于人类眼病临床治疗的国家。从政策上来看，日本政府对干细胞产业的发展给予了较大力度的支持。日本对于干细胞研究领域采取“双规”策略，既作为药物进行审批，同时也将其作为先进治疗技术启动临床试验，两者都有完备的法律规范来引导。2013 年，日本通过《药事法》和《再生医学安全性保障法》两项法案的修正草案，在法案中新引入了与以前医药品相关的不同确认法规。2014 年，《医药品医疗器械法》颁布实施，在相关法律的规范指导下，日本目前允许制造和销售的再生医疗产品包括治疗烧伤的表皮和治疗膝关节炎的软骨。

（一）法律法规

日本逐步建立了规范干细胞治疗相关产品较为完善的法律法规体系，2010 年日本政府修改了《使用人类干细胞的临床研究指导原则》，扩大其使用胚胎干细胞临床研究范围，包括诱导性多能干细胞。自 2013 年起日本推动修订相关法律法规，放宽干细胞相关研究限制，并构建再生医学监管相关新框架，从而促使日本成为全球干细胞和再生医学产品获批上市流程最快的国家之一（表 3-2）。

表 3-2　日本再生医学法律法规框架

序号	名称	颁布时间	层级	主要内容
1	《关于对人克隆技术规治的法律》	1999 年 12 月	法律	反对以克隆技术制造人类个体
2	《关于对人克隆技术和其他相似技术的规范法》	2000 年 12 月	法律	禁止任何人使用人体细胞克隆胚胎
3	《人类胚胎干细胞产生及利用指导原则》	2001 年 9 月	指导原则	促进和规范人类胚胎干细胞的研究及其在再生医学方面的应用
4	《关于使用人体干细胞进行再生医学临床试验的指导原则》	2006 年 8 月	指导原则	在尊重患者人权的同时，确保干细胞研究的有效性和安全性
5	《人类胚胎干细胞研究指南》	2009 年 8 月	指南	允许获取新的人类胚胎干细胞系，以及允许研究本国和进口的干细胞系
6	《再生医学促进法》	2013 年 5 月	法律	促进再生医学的研究及基础设施建设
7	《再生医学安全法》	2014 年 11 月	法规	监管所有使用安全性、有效性尚未确定的加工细胞的医疗技术
8	《药品、医疗器械和其他产品法》	2014 年 11 月	法规	对原有《药事法》进行修订，并更名
9	《干细胞临床应用安全标准》	2016 年 5 月	标准	要求对诱导性多功能干细胞（iPS 细胞）和胚胎干细胞用于临床治疗和研究进行一系列安全性审查

（二）指南与规范

日本出台了一系列相关的研究指南规范，包括《干细胞临床研究指南》《人体自体细胞/组织产品质量控制与安全指南》《细胞组织操作原则》等。在干细胞基础研究领域，日本政府从积极和长远的角度，在干细胞伦理、准则和社会应用等方面制定了有约束力的指导方针。这两项指导确定了日本干细胞研究的双重评审系统，一是制定了关于干细胞应用安全和有效性的指导方针，二是厚生劳动省（MHLW）发布了对于人成体干细胞临床研究伦理方面的指导方针，允许运用成体干细胞进行临床研究，2010年8月又将临床研究范围进行了修改，允许运用人胚胎干细胞和诱导性多能干细胞（iPSC）进行临床研究。

（三）审批监管框架

日本再生医学产品由日本药品医疗器械管理局依据《药物、医疗器械与其他产品法》进行监管，其药品评估中心下设细胞与组织类产品审批办公室负责具体审批事务。日本在原有基础上增加了条件性限制性准入许可（图3-3）。

（四）政策特点及效果

日本干细胞相关研究和临床试验研究发展需要经过很长时间的探索，并不断更新各项管理规范，日本关于干细胞治疗产品的生产加工技术、生产质量管理、审批流程、伦理规范等管理的相关原则已经比较成熟，这也正是日本干细胞治疗产业发展较快的因素之一。

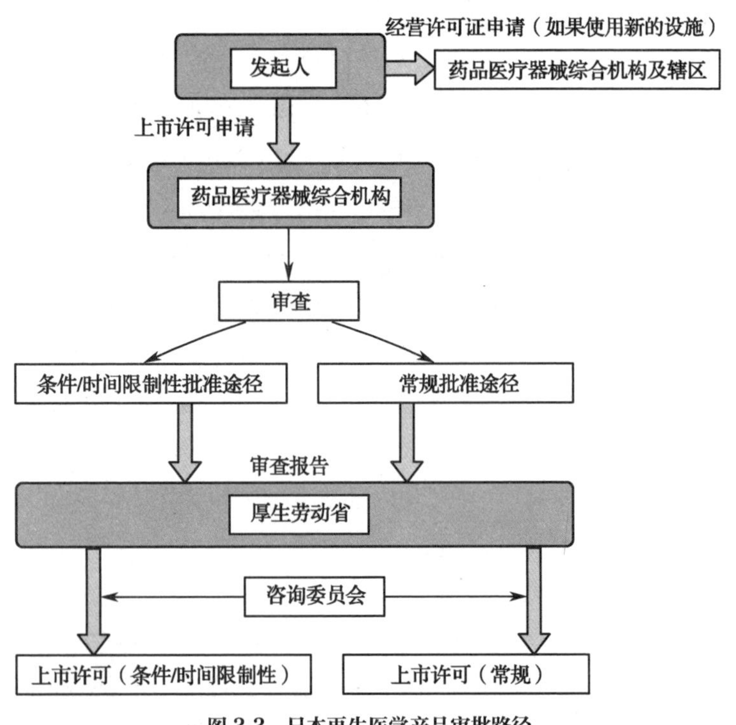

图 3-3　日本再生医学产品审批路径

1. 实施条件性限制性准入许可，加速产品上市审批　为保障干细胞和再生医学产品的安全，日本规定药品医疗器械管理局（PMDA）和厚生劳动省对干细胞和再生医学产品提供一个快速审批通道，即条件性限制性准入许可。这有利于干细胞和再生医学产品在条件允许情况下得到快速审批，大大加快了干细胞治疗产品进入市场的速度，加快了产品临床应用的进程，使疾病患者能够得到更好的治疗。

2. 依据再生医学临床研究目的，实施区别监管　日本对再生医学临床研究的不同阶段实施区别监管：以上市为目的再生医学产品的临床试验需按照《关于药品、医疗器械、再生细胞治疗产品、基因治疗产品和化妆品质量保证、功效和安全的法案》（简称 PMD 法）的相关要求开展，由日本药品医疗器械管理局负责监管；不以上市为目的再生医学临床研究则按照《再生医学安全法》的要求进行，由厚生劳动省（日本负责医疗卫生和社会保障的主要部门）负责监管。日本药品医疗器械管理局也进一步将再生医学治疗产品按照Ⅰ类（高风险）、Ⅱ类（中风险）、Ⅲ类（低风险）进行分类，列为高风险的产品将递交至厚生劳动省进行为期 90 天的审评，审评期间厚生劳动省必须就临床试验方案咨询健康科学委员会。

四、韩国

韩国曾经是干细胞研究强国，但一系列研究丑闻使得韩国政府一度叫停了干细胞相关的临床研究。近几年，韩国政府正积极推动韩国在干细胞临床研究领域的发展，通过降低干细胞产品进入临床研究以及市场的准入门槛，鼓励进行更多的干细胞产品研发。2011 年，韩国食品药品监管局获准 FCB-Pharmicell 公司研发的心脏病治疗药物 Hearticellgram-AMI 投入市场销售，这是全球首个干细胞药物在韩国上市。

2012年，韩国食品药品监管局批准Medi-post公司研发的软骨再生治疗药物Cartistem的生产许可，以及Anterogen公司研发的关于肛瘘治疗药物Cuepistem的生产审批许可。

（一）法律法规

韩国干细胞治疗产品属于细胞治疗产品的一种，在监管上，韩国食品药品安全部根据《药事法》的授权将CTPs作为生物制品进行监管，详见表3-3、表3-4。CTPs的概念为利用物理、化学、生物学相关的实际操控方法，通过在体外培养增殖，以及筛选自体、同种及异种细胞等实验方式制造出来的再生医学产品。

表3-3 韩国细胞产品监管范围

生产方式	自体细胞	同种异体细胞	异种细胞
在医疗中心的最小操作[a]	医疗实践（医疗服务法）	医疗实践（医疗服务法）	细胞治疗产品（药事法）
医疗中心外的最小操作[a]	细胞治疗产品（药事法）	细胞治疗产品（药事法）	细胞治疗产品（药事法）
不符合最小操作[a]	—	—	—

a：指切除、擦刮、离心过滤、清洗等

表3-4 韩国干细胞药品的监管法规体系

阶段	相关法律法规
研发阶段	研发阶段临床试验审批（药事法） 药品毒性试验标准（监管规则） 药品临床试验计划审批标准（监管规则）

续表

阶段		相关法律法规
审批阶段	申请	药品的制造和进口（药事法）
	CMC	试验方法和规格综述（生物制品的注册审查和授权）
	临床、非临床	安全性和有效性的审查（生物制品的注册审查和授权）
	GMP	GMP 标准（药事法实施条例）
		对药房、药品生产商和进口商的一般规定和须遵守的实施条例
上市后管理	复查	新药检验标准
	重新评估	药品再评价条例
	安全信息收集	药品安全信息管理条例
	分销管理	①（分销）药事法执行条例 ②（广告夸大）药事法执行条例 ③（收集和检测）药事法执行条例

注：CMC，化学成分生产和控制（chemical manufacturing and control），包括生产工艺、杂质研究、质量研究及稳定性研究等；GMP：《药品生产质量管理规范》（good manufacturing practice of medical products，GMP），是药品生产和质量管理的基本准则，适用于药品制剂生产的全过程和原料药生产中影响成品质量的关键工序

（二）指南与规范

除法规外，韩国还建立了一系列完善的指南，详见表 3-5。

（三）审批监管框架

干细胞产品须先进行新药临床试验申请，经批准后进入Ⅰ期、Ⅱ期和Ⅲ期临床试验阶段，验证其安全性和有效性。

表 3-5　韩国食品药品安全部公布的关于细胞治疗产品的重要指南

类别	指南名称	发布时间
总则	关于细胞治疗产品和基因治疗产品的指南	2004 年
	关于干细胞产品的指南（草案）	2011 年
	细胞治疗产品命名指南（草案）	2013 年
	细胞治疗产品有效性测试指南	2010 年
CMC[a]	关于临床试验中的生物制品的质量要求指南	2010 年
	微生物安全评估准则指南	2010 年
	细胞治疗产品支原体检测指南	2008 年
非临床	行业指南：慢性皮肤溃疡和烧伤创面开发治疗制剂	2006 年
	干细胞产品致癌性研究的指南（草案）	2014 年
	临床关于细胞治疗产品的 GMP 指南	2012 年
GMP	对生物制品工艺验证的指南	2012 年

a：主要是生产工艺、杂质研究、质量研究、稳定性研究等药学研究资料，是韩国药品申报资料中非常重要的部分

通过临床试验后，方可提出新药上市许可申请，经批准后才能上市。韩国也将在医疗中心进行的最小操作（切除、擦刮、离心过滤、清洗）干细胞处理作为非细胞治疗产品，纳入了医疗实践（医疗服务法）监管。

（四）政策特点及效果

为确保干细胞治疗产品的安全，韩国组建了系统的并具有可操作性的监管模式，包括标准的伦理规范、GMP/GLP、金融方案等方面。韩国用于生物制品的监管框架同样适用于干细胞药品，但是考虑到干细胞药品相关的特殊性和基于鼓励干细胞治疗产业发展的目的，韩国食品药品安全部对干细

胞治疗产品（CTPs）制定和施行完善的法规和指南。2012年KFDA对干细胞治疗产品（CTPs）引入了预审评审程序，体现了韩国监管部门对干细胞治疗产品的特殊支持。

第三节　当前国际已上市干细胞产品临床应用分析

一、全球干细胞治疗产品总体研发情况

近年来，全球关于干细胞治疗的研究迅速发展，通过对Cortellis数据库检索发现，截至2022年2月底，全球干细胞疗法临床试验共有973项，涉及多种疾病，包括癌症、脊髓损伤、脑卒中、肌萎缩侧索硬化、阿尔茨海默病、骨关节炎、帕金森病、肝硬化、系统性红斑狼疮以及卵巢早衰等。其中有10余个干细胞疗法药物已经上市，已注册药物6个，预注册2个，临床Ⅲ期27个，临床Ⅱ期190个、临床Ⅰ期81个。

二、全球已经上市产品情况

从产品端来看，目前全球有10余种干细胞治疗产品获批上市。涉及的适应证包括瘢痕组织、受伤、心肌梗死、骨髓衰竭、肛瘘、角膜损伤、运动神经元病、心血管疾病、腺苷脱氨酶缺乏症、脊髓损伤、类风湿性关节炎、软骨病、移植物抗宿主病、β-地中海贫血、早老性痴呆、异染性白质营养不良、肛周瘘、缺血等。部分代表产品如下（表3-6）：

表 3-6　全球已经获批的部分干细胞治疗产品

药物名称 / 商品名	原研公司	在研公司	适应证	最高状态	国家 / 地区	时间	法规名称	技术
Cureskin	S. Biomedics Co Ltd	S. Biomedics Co Ltd	瘢痕组织	上市	韩国	2010 年 7 月	—	自体干细胞治疗；生物治疗；皮肤源性潜能干细胞治疗；表皮干细胞治疗；系统制剂未指定
OsteoCel	Osiris Therapeutics Inc	NuVasive Inc	受伤	上市	美国	2008 年 7 月	—	生物治疗；基质制剂；间充质干细胞疗法；成骨潜能干细胞疗法；未指定肠外制剂
Hearticellgram	FCB-Pharmicell Co Ltd	FCB-Pharmicell Co Ltd; JW Pharmaceutical Corp	心肌梗死	上市	韩国	2011 年 7 月	—	自体干细胞治疗；生物治疗；可注射制剂；冠状动脉内制剂；间充质干细胞治疗；未指定肠外制剂
ancestim	Amgen Inc	Swedish Orphan Biovitrum AB	骨髓衰竭	上市	澳大利亚	2008 年 12 月	孤儿药	生物治疗；血液成分；未指定肠外制剂；蛋白质重组；干细胞治疗
					加拿大	2008 年 12 月	孤儿药	
					新西兰	2008 年 12 月	孤儿药	

续表

药物名称 / 商品名	原研公司	在研公司	适应证	最高状态	国家 / 地区	时间	法规名称	技术
t2c-001	Johann Wolfgang Goethe-Universitat Frankfurt am Main	Johann Wolfgang Goethe-Universitat Frankfurt am Main; t2cure GmbH	心肌梗死	上市	德国	2010 年 5 月	孤儿药	自体干细胞治疗；生物治疗；动脉内制剂；间充质干细胞治疗
Cuepistem	Anterogen Co Ltd	Anterogen Co Ltd	肛瘘	上市	韩国	2012 年 1 月	高级治疗药物；孤儿药	脂肪干细胞治疗；自体干细胞治疗；生物治疗；未指定肠外制剂
Holoclar	Holostem Terapie Avanzate Srl	Holostem Terapie Avanzate Srl	角膜损伤	上市	欧盟	2015 年 2 月	孤儿药	自体干细胞治疗；生物治疗；上皮干细胞治疗；眼干细胞治疗；眼用药物植入；眼用制剂
lenzumestrocel	Corestem Co Ltd	Corestem Co Ltd	运动神经元病	上市	韩国	2015 年 1 月	孤儿药	

续表

药物名称 / 商品名	原研公司	在研公司	适应证	最高状态	国家 / 地区	时间	法规名称	技术
adipose-derived stem cell therapy (Celution System)	Cytori Therapeutics Inc	Cytori Therapeutics Inc	受伤	注册	俄罗斯	2012 年 5 月	孤儿药	脂肪干细胞治疗；气雾剂制剂皮肤科；自体干细胞治疗；生物治疗；皮肤科制剂；输液；静脉制剂；未指定肠外制剂；皮下制剂
			心血管疾病	注册	俄罗斯	2012 年 5 月		
			受伤	注册	澳大利亚	2013 年 8 月		
			心血管疾病	注册	日本	2013 年 10 月		
			受伤	注册	新加坡	2013 年 10 月		
			受伤	注册	日本	2013 年 10 月		
			受伤	注册	新西兰	2013 年 10 月		
		Lorem Vascular Co Ltd	心血管疾病	上市	新加坡	2013 年 11 月		
			心血管疾病	上市	中国香港	2013 年 11 月		
			心血管疾病	上市	澳大利亚	2013 年 11 月		
			心血管疾病	上市	中国	2015 年 12 月		

续表

药物名称 / 商品名	原研公司	在研公司	适应证	最高状态	国家 / 地区	时间	法规名称	技术
Strimvelis	San Raffaele Telethon Institute for Gene Therapy	Orchard Therapeutics Ltd	腺苷脱氨酶缺乏症	上市	欧盟	2018 年 4 月	孤儿药	自体干细胞治疗；生物治疗；造血干细胞治疗；静脉制剂；外周血干细胞治疗；病毒重组
					英国	2018 年 4 月		
					芬兰	2018 年 11 月		
					荷兰	2019 年 1 月		
					波兰	2019 年 5 月		
STR-01	Sapporo Medical University	Nipro Corp Sapporo Medical University	脊髓损伤	上市	日本	2019 年 5 月	领先型（Sakigake）	自体干细胞治疗；生物治疗；输注；静脉制剂；间充质干细胞治疗；神经源性潜能干细胞治疗

续表

药物名称 / 商品名	原研公司	在研公司	适应证	最高状态	国家 / 地区	时间	法规名称	技术
Cartistem	Medipost Co Ltd	Medipost Co Ltd	类风湿性关节炎	上市	韩国	2012 年 4 月	—	生物治疗；间充质干细胞治疗；未指定肠外制剂
		Dong-A ST Co Ltd						
		Medipost Co Ltd	软骨病					
		Dong-A ST Co Ltd						
Prochymal（remestem-cel-L）	Osiris Therapeutics Inc	Mesoblast Ltd	移植物抗宿主病	注册	加拿大	2013 年 10 月	加速审批；快速通道；孤儿药；优先审查	异基因干细胞治疗；生物治疗；造血干细胞治疗；静脉制剂；间充质干细胞治疗
		JCR Pharmaceuticals Co Ltd		上市	日本	2016 年 2 月		
		Mesoblast Ltd		预注册	美国	2019 年 5 月		

续表

药物名称 / 商品名	原研公司	在研公司	适应证	最高状态	国家 / 地区	时间	法规名称	技术
betibeglogene autotemcel	bluebird bio Inc	bluebird bio Inc	β-地中海贫血	上市	德国	2020年1月	加速审批；突破性治疗；快速通道；孤儿药；优生；再生医学；高级治疗；罕见儿科疾病	自体干细胞治疗；生物治疗；造血干细胞治疗；输注；静脉制剂；外周血干细胞治疗
				注册	挪威	2019年6月		
				注册	列支敦士登	2019年6月		
				注册	欧盟	2019年6月		
				注册	冰岛	2019年6月		
				预注册	美国	2020年1月		
autologous adipose tissue-derived mesenchymal stem cells	RNL Bio Co Ltd	RNL Bio Co Ltd	早老性痴呆	注册	日本	2018年4月	孤儿药	脂肪干细胞治疗；自体干细胞治疗；生物治疗；关节内制剂；肌内制剂；间充质干细胞治疗
		Biostar Stem Cell Research Institute	早老性痴呆	注册	日本	2018年4月		

续表

药物名称 / 商品名	原研公司	在研公司	适应证	最高状态	国家 / 地区	时间	法规名称	技术
OTL-200	San Raffaele Telethon Institute for Gene Therapy	Orchard Therapeutics Ltd	异染性白质营养不良	预注册	欧盟	2019 年 12 月	加速审批；孤儿药；罕见儿科疾病	自体干细胞治疗；生物治疗；造血干细胞治疗；输注；静脉制剂
darvadstrocel	Cellerix SA	Cellerix SA Takeda Pharmaceutical Co Ltd TiGenix NV	肛周瘘	注册	欧盟	2018 年 3 月	快速通道；孤儿药	脂肪干细胞治疗；异体干细胞治疗；生物治疗；可注射制剂；局部制剂未指定；间充质干细胞治疗；肠外制剂未指定；悬浮液
Stempeucel	Stempeutics Research Pvt Ltd	Stempeutics Research Pvt Ltd	缺血	注册	印度	2016 年 5 月	高级治疗药物；孤儿药	同种异体干细胞治疗；生物治疗；输注；肌内制剂；静脉制剂；间充质干细胞治疗

（一）Cureskin

Cureskin 是从皮肤分离出的自体成年干细胞被培养成成纤维细胞，将它们重新注射到真皮中以诱导胶原蛋白形成。2010 年 7 月，Cureskin 于韩国获得批准，用于潜在的瘢痕治疗。到 2010 年 11 月，该疗法已经启动。据 2010 年 7 月临床试验报道，有 22 名痤疮瘢痕患者参加试验，使用该疗法 16 周后，有 21 名表现出改善，这 21 名患者中有 10 名显示出Ⅰ级（或更高）治疗效果，有 11 名显示出Ⅱ级（或更高）治疗效果。该疗法未引起免疫反应或过度矫正。该公司表示，治疗效果可能持续 4 年或更长时间。

（二）Hearticellgram-AMI

2011 年 7 月 1 日，韩国食品药品监督管理局（FDA）正式批准用于治疗心肌梗死的干细胞药物 Hearticellgram-AMI 投放市场销售。Hearticellgram-AMI 由韩国 FCB-Pharmicell 公司研发，该药物从患者自身骨髓中提取间充质干细胞移植注入冠状动脉，使受损细胞再生，恢复心脏功能。Hearticellgram-AMI 的问世不仅标志着世界首例干细胞治疗药物在韩国正式诞生，也意味着韩国朝着恢复干细胞研究领域的领导者地位又迈出了一步。

Hearticellgram 是一款主要成分为自体间充质干细胞的产品，按照注射细胞数量分为 5×10^7，7×10^7 和 9×10^7。在临床上使用时，需要根据体重不同选择不同的规格，60kg

以下注射 10ml，60 ~ 80kg 注射 14ml，80kg 以上注射 18ml。在患者发现胸痛 72 小时以内，实施冠状动脉整形术，对再灌注的急性心肌梗死患者具有改善左室射血分数的效果。

干细胞获准用于急性心肌梗死治疗主要是基于 6 年的临床试验及干细胞治疗心肌梗死的临床治疗效果。研究发现，干细胞移植 6 个月后，患者左室射血分数改善 6%。密歇根大学的心脏病专家马克拉塞尔认为，左室射血分数改善 6% 可使病情达到最大程度的改善。开发这款新药的韩国 FCB-Pharmicell 公司表示，希望能获得国际同行的独立评审，以增加这款产品的可信度。但 Hearticellgram-AMI 目前每次注射的费用是 1 800 万韩元（相当于 10 万人民币），且不在医保报销范围之内，在一定程度上也影响了接受治疗的患者数量。

（三）Cuepistem

2012 年 1 月，一向以严苛著称的韩国食品药品监督管理局（KFDA）正式批准 Cuepistem 用于治疗复杂性克罗恩病并发肛瘘，这是 KFDA 批准上市的首个脂肪干细胞治疗药物。

Cuepistem 是一种从自体脂肪组织提取的干细胞药物，来源广泛、取材容易、不涉及伦理问题、便于自体移植、无免疫排斥反应，利用脂肪干细胞的多向分化潜能，诱导分化成所需的组织，用以修补缺损促进伤口愈合，能使患者从根本上解决疾病困扰。通过在麻醉状态下缝合瘘管后，直接将细胞药物 Cuepistem 均匀注射到瘘管中，以达到治疗目的。

Cuepistem 由 Anterogen 公司研发，而 Anterogen 是韩国最早进行干细胞技术研究的公司之一，掌握脂肪干细胞原创技术。2007 年，Anterogen 公司成为拥有 GMP 级生产设施和质量规范的干细胞龙头企业之一，拥有获得最多许可的细胞治疗剂，进行干细胞治疗剂产品的开发及基础研究，引领韩国生命工程学技术。干细胞药物 Cuepistem 也在 Anterogen 公司的强大研发支持下，临床试验不断得到承认，最终获 KFDA 批准并远销海外。此后 5 年里，Cuepistem 不负众望，虽然临床治疗结果并未完全公开，但 Anterogen 一直不断开发探索，现已将技术出口到日本等地。

（四）Holoclar

欧盟批准的第一个干细胞药物——Holoclar，就是将角膜缘干细胞种植于纤维蛋白胶支架上的一种组织工程干细胞产品。Holoclar 在 2008 年 11 月 7 日被指定为“孤儿药”（一种用于罕见疾病的药物），并且于 2015 年 2 月 17 日获得批准，在欧盟上市。

Holoclar 由从患者角膜缘（角膜边缘）取出的细胞组成，然后在实验室中生长，以便其可用于修复受损的角膜表面。由于眼睛烧伤导致角膜缘干细胞缺乏的患者人数较少，因此该病被认为是“罕见疾病”。用该细胞产品 Holoclar 治疗疾病时，细胞的注射数量取决于角膜表面的尺寸。Holoclar 的推荐剂量是 79 000 ~ 316 000 细胞 / cm^2。如果医生认为有必要，可以重复治疗。按照医生的建议，给药后应进行适当的抗生素和抗炎治疗。

在患者医疗记录的回顾性研究中，Holoclar 被证明可有效恢复由烧伤引起的中度或重度角膜缘干细胞缺陷患者的稳定角膜表面。在 Holoclar 植入术后 1 年，104 名接受研究的患者中有 75 名（72%）被认为是基于角膜表面稳定存在的成功植入物，没有表面缺陷，很少或没有向内生长的血管（角膜缘的常见特征——细胞缺乏症）。患者的症状如疼痛和炎症相应减少，视力也得到改善。

（五）Cartistem

由韩国首尔 MEDIPOST 公司开发的 Cartistem 来源于新生儿脐带血干细胞，有助于膝盖软骨的再生，韩国食品药品监督管理局（KFDA）表示，Cartistem 是世界上第一个获批的异体（从同一物种的不同个体采集）干细胞药物，可以为退行性关节炎患者提供新的治疗机遇，Cartistem 于 2012 年 1 月 19 日被批准上市。2016 年 4 月 14 日，MEDIPOST 相关人员表示，目前为申请 Cartistem 在澳大利亚的销售许可已准备多时，计划今年申请销售许可，预计到 2018 年取得许可。

Cartistem 是一款用于治疗退行性关节炎、膝关节软骨损伤的干细胞治疗产品。使用剂量为 2.5×10^6 细胞/（500 μl · cm^2）（膝关节软骨损伤面积）。Cartistem 是人类脐带血衍生的间充质干细胞和透明质酸钠的组合，旨在用作人类受试者软骨再生的单剂量细胞治疗剂，用于治疗衰老导致的膝关节软骨缺损、创伤或退行性疾病。

（六）Prochymal（Remestemcel-L）

Prochymal 已被加拿大监管机构批准用于治疗儿童急性移植物抗宿主病（GVHD），成为全球首个获批的以干细胞为活性成分的药物。GVHD 是骨髓移植的一种并发症，多达 80% 的患儿死于这种并发症，很多患儿在确诊后几周内就死亡了。到目前为止，还没有被批准的治疗方法，目前类固醇作为一线治疗的成功率只有 30% ~ 50%。

Prochymal 是间充质干细胞（MSC）的静脉内制剂，其源自 18 ~ 30 岁健康供体的骨髓。MSC 在培养基中生长，从而可以从单个细胞产生多达 10 000 个细胞的 Prochymal，然后将其冷冻保存并输注，无需对儿童进行分型或免疫抑制。1 期疗程为 1 周 2 次，为期 4 周，1 次注射 2×10^6/kg，静脉滴注；2 期疗程 1 周 1 次，为期 4 周。

在一个小规模临床试验中，约 60% 的 GVHD 儿童患者使用此药后症状得到改善。2009 年进行的两项后期临床试验显示，该药在治疗 GVHD 时的整体疗效未能高过安慰剂，Osiris 公司在探索 Prochymal 用于治疗克罗恩病、糖尿病和心脏病等其他病症时也屡屡受挫，但是研究团队并没有放弃，并不断改进和试验，使其在难治性急性重症 GVHD 患者群中展示出了希望。此后，Osiris 公司对其他疗法无法奏效的难治性急性重症 GVHD 患者的所有临床试验数据进行了深入挖掘。最终，研究人员在一次小型药物试验中发现，Prochymal 用于治疗对激素类药物无反应的严重 GVHD 儿童患者是最有效的。

第四节　国内外干细胞治疗产业监管政策对比分析和总结

目前以干细胞治疗为代表的生物治疗虽然不是临床疾病救助的主流治疗措施，但从各国的发展来看，生物治疗、干细胞治疗已经成为重要的药物与医疗技术的组成部分，相关科学问题正逐渐阐明，越来越多的治疗产品进入产业化，干细胞治疗产业也正由无序走向有序。干细胞治疗已成为各国政府、科技和企业界高度关注和大力投入的重要研究发展领域，也是代表国家科技实力的战略必争领域。

一、国内外干细胞治疗产业监管政策对比分析

近年来，我国在干细胞产业及干细胞药品的法律法规、监管框架、技术规范、组织管理等方面存在滞后现象，其中监管的缺失很大程度上阻碍了干细胞治疗产品的临床研究及应用，也制约了我国干细胞治疗产业的健康发展。而同为来自亚洲的韩国和日本，没有西方发达国家如美国、英国等国宗教因素带来的约束，在干细胞治疗产业发展和干细胞治疗产品临床试验研究及市场应用的监管方面进行了较大幅度的改革，出台了一系列促进干细胞治疗产业发展的政策和法规，有力地推动了其干细胞治疗产业的发展。详见表 3-7。

表 3-7　国内外干细胞治疗产业监管体系对比情况

	法律法规	指南与规范	审批监管框架	特点及效果
美国	● 由上位法律、法规、管理制度与指南三层组成其法律法规体系 ● 从法律层面，干细胞治疗管理的法律依据来自两个国会法案，即《美国食品、药品和化妆品法案》及《公共卫生服务法案》 ● 从法规层面，美国于2001年发布CFR 1271管理法规，2005年实施：将人体细胞组织分为PHS 351产品与PHS 361产品两大类管理	● 由FDA与其他细胞治疗领域管理部门、企业、研究机构相互沟通、相互影响，形成大多数种类生物产品的制造和临床试验的指南规范 ● FDA和NIH之间通过签署正式的谅解备忘录（MOU）协议促进干细胞管理建议的形成 ● 从临床前、临床中和临床后均出台相应指南规范 ● 针对不同问题，形成20多个技术性指导原则 ● 共性指导原则和个性化指导原则并存（如针对特定疾病或解决具体问题的指导原则）	● FDA生物制品评估研究中心下设细胞、组织与基因治疗办公室，由人类组织管理、临床评估与药理、细胞与基因治疗3个部门组成 ● 细胞与基因治疗部负责接收细胞治疗产品的审批与准入，快速审批程序时间为6～10个月 ● 根据风险的等级和类别采用分级分类管理模式 ● 突破性疗法和优先审评途径是主要使用的快速审批途径。优先审评只针对审评阶段，而不加速临床试验 ● 突破性治疗资格申请可以与IND一同提交，或在IND提交后任何阶段，FDA在收到申请60天内给予答复	● 纳入药品法规，接受美国食品药品监督管理局监管 ● 依据产品风险等级，实施分类管理 ● 与外界沟通，制定指南规范等指导性文件 ● 随着创新技术的发展，监管政策不断创新

续表

	法律法规	指南与规范	审批监管框架	特点及效果
欧盟	● 从法律层面，欧盟《医药产品法》与《医疗器械法》，对医药产品的临床前研究、临床研究、制造与销售进行全产业链的系统提供法律监管框架 ● 2007 年欧盟颁布了《先进技术治疗医学产品法规》，将基因治疗产品、体细胞治疗产品和组织工程产品定义为先进技术治疗医学产品	● 针对不同技术性，制定了不同指导原则，如基于风险的产品开发途径和评价理念、对于细胞和结构组分之间相互作用的特殊要求、对于临床/非临床的灵活性考虑、对于药品临床试验管理规范（GCP）的特殊要求，以及关于上市后安全有效性跟踪和风险管理的特殊考虑等	● 欧盟规定 ATMP 必须执行集中化审评程序，并成立了先进技术疗法委员会（CAT），专门负责新技术疗法产品的技术审评 ● 集中审评：按照先进技术治疗医学产品进行临床研究与申报，由欧洲药品管理局负责审批和管理。按照药物申报，先进技术治疗医学委员会审批，审批时间 1 ~ 2 年 ● 遵循医院豁免条款：由医院决定对患者的治疗应用，对某一医生进行的，为患者个体进行的治疗应用行为进行豁免	● 将细胞治疗纳入先进技术治疗医学产品（ATMP）管理 ● 欧盟实施集中化审评与医院豁免的“双轨制监管”

续表

	法律法规	指南与规范	审批监管框架	特点及效果
日本	• 日本将细胞治疗、基因治疗、组织工程作为独立于药物、医疗器械的再生医学产品单独监管 • 日本2013年修订了《药事法》，将其更名为《药物、医疗器械与其他产品法》，于2014年11月实施，修订增加了再生医学产品监管的部分 • 2013—2014年相继出台了《再生医学促进法》与《再生医学安全法》，从研发与临床应用方面提供了法规依据	• 日本出台了一系列研究指南规范，包括《干细胞临床研究指南》《人体自体细胞/组织产品质量控制与安全指南》《细胞组织操作原则》等 • 日本政府也在考虑对细胞治疗的监管立法建立分级管理制度，针对诱导性多功能干细胞、间充质干细胞、免疫细胞治疗分别制定不同级别的管理办法	• 日本再生医学产品由日本药品医疗器械管理局进行监管，其药品评估中心下设细胞与组织类产品审批办公室负责具体审批事务 • 在临床研究证实再生医学产品的有效性与安全性之后，增加了条件性限制性准入许可，最长为7年，在证明细胞治疗产品临床试验与应用有效性之后，产品可以申请作为正式的再生医学产品长期上市 • 在医院实施的细胞治疗，由日本负责医疗卫生和社会保障的主要部门厚生劳动省对细胞治疗进行监管。监管范围包括所有未经证实其安全有效性的使用细胞治疗的医疗技术，主要面向由研究者进行的临床研究与类似欧盟的医院豁免类细胞治疗应用	• 实施条件性限制性准入许可，加速产品上市审批 • 依据再生医学临床研究目的，实施区别监管

续表

	法律法规	指南与规范	审批监管框架	特点及效果
韩国	● 根据立法的基本原则，韩国《药事法》及《药事法实施条例》对CTPs在研发的各个阶段、审批及上市后的管理进行监管	● 考虑到干细胞药品的特殊性和基于鼓励干细胞产业发展的目的，韩国食品药品安全部对CTPs制定和施行了一系列完善的指南 ● 针对不同阶段的需求，制定不同指南与规范，如总则上，有《关于细胞治疗产品和基因治疗产品的指南》；制造阶段，有《关于临床试验中的生物制品的质量要求指南》；临床阶段，有《关于细胞治疗产品的GMP指　南2012》；GMP阶段，有《对生物制品工艺验证的指南》	● 韩国食品药品安全部将CTPs作为生物制品进行监管 ● 韩国组建了一个复杂的并具有可操作性的监管模式，包括标准的伦理规范、GMP/GLP、金融方案、权限、市场许可、治疗及随访 ● 2012年KFDA对CTPs引入了预审程序，以加速审批程序，开发人员可以在新药研究的临床试验申请和新药申请批准前提交临床试验申请文件或上市许可申请文件 ● 干细胞产品须先进行新药临床试验申请，经批准后进入Ⅰ期、Ⅱ期和Ⅲ期临床试验阶段，验证其安全性和有效性。通过临床试验后，方可提出新药上市许可申请，经批准后才能上市 ● 韩国也将在医疗中心进行的最小操作（切除、擦刮、离心过滤、清洗）干细胞处理作为非细胞治疗产品，纳入了医疗实践（医疗服务法）监管	● 根据不同阶段技术指导需求，制定针对性的指南与规范 ● 引入了预审程序，以加速审批程序

续表

	法律法规	指南与规范	审批监管框架	特点及效果
中国	• 我国现有的医药法规中只有《药品管理法》(2015年修订版)与干细胞产品勉强相关，但在药品的定义上，《药品管理法》并未提及包括干细胞产品在内的任何现代再生医学产品 • 我国对干细胞产品的规治在法律层面基本上是一片空白，由于缺少可操作性的法律法规，目前已严重制约行业发展	• 我国指南与规范起步较晚，并在不断完善中，最早于2015年8月21日，由国家卫生和计划生育委员会和国家食品药品监督管理总局联合发布的《干细胞临床研究管理办法(试行)》 • 2017年12月22日，国家食品药品监督管理总局发布《细胞治疗产品研究与评价技术指导原则(试行)》，标志着我国全面、有序开展干细胞临床治疗时代已经开启 • 2019年3月29日，国家卫生健康委员会办公厅发布了《体细胞治疗临床研究和转化应用管理办法(试行)(征求意见稿)》，明确了医疗机构作为责任主体，进行体细胞治疗等新技术的临床研究，获得安全有效性数据后，可以申请临床应用并收费	• 我国对干细胞产品的监管经历了从视为药品监管，到视为第三类医疗技术监管，再到视为药品监管的路径转换 • 在监管职能方面，国家卫生健康委员会、科技部以及各医疗机构的伦理委员会负责干细胞研究的伦理监管，国家卫生健康委员会与国家药品监督管理局负责干细胞的临床研究监管，国家药品监督管理局负责干细胞药品的审批和监管，但国家卫生健康委员会、国家药品监督管理局在干细胞临床研究监管过程中的具体分工、评审程序和监管责任在法律上尚未正式明确 • 干细胞按药品、技术管理的“双轨制”监管。企业的干细胞制剂鼓励按药品申报，由国家药品监督管理局(NMPA)监管；医疗机构主导的生物医学新技术，即医院制剂可按医疗技术进行管理，由国家卫生健康委员会监管	• 干细胞研究的监管职能分工不明确 • 干细胞治疗产品监管缺少可操作性的法律法规 • 监管界限不明确，还需要进一步完善 • 指导原则可操作性不强，还有待进一步优化

二、国外干细胞治疗产业监管政策对我国的启示

美国、欧盟、日韩等国家干细胞发展较为领先，相应监管政策也较为完善，对国外的干细胞监管政策进行了解和分析，对我国干细胞产业发展有重要借鉴意义。

建立系统的监管与政策框架。从国外干细胞治疗产品监管体系来看，干细胞治疗领域有必要建立从法律、法规到行业指南不同层次的监管与政策框架，分级分类管理，促进干细胞治疗的医疗技术临床转化。

提供创新产品特殊审批路径。美国对干细胞治疗产品引入优先审评和突破性治疗途径，欧盟实施集中化审评与医院豁免相关的“双轨制监管”，韩国对CTPs单独引入的预审程序，日本对干细胞和再生医学产品的条件性限制性准入许可，都体现了监管部门对干细胞治疗产品的特殊支持。

产学研协同应对监管挑战。生物治疗领域的发展不仅需要企业、科研院所、医药产业、医院与政府监管的合力，而且还需要专业服务于生物医药方面的智库支撑，以提出我国干细胞治疗产业不同阶段的政策框架与发展路线图，推动我国干细胞治疗领域健康有序的发展。

加强法规、政策与执行体系建设。虽然我国干细胞治疗领域的基础研究能力高于世界水平，但监管与审批准入已经成为产业发展的瓶颈，制约了产业化与临床应用的发

展。建议我国完善相关法规体系，明确分工与管理路径。设立专门负责细胞药品受理、咨询和审评部门，建立干细胞药品的申报审批路径，完善审评标准，加快创新药品的审批。

第四章

国内干细胞研究现状与瓶颈

第一节　我国干细胞前沿基础研究现状分析

我国干细胞前沿基础研究位居世界前列，目前已获批干细胞专利高达 5 000 项，部分研究领域取得卓越成效，干细胞重编程及其多能性调控等方面处于国际领先水平。同时，我国逐渐加大对干细胞基础研究的资金投入，具体如下。

一、国家重点研发计划

在政策的支持下，国家不断加大国家自然科学基金对干细胞领域的支持。在 2016—2021 年国家重点研发计划中，“干细胞及转化研究”试点专项项目共计 166 项，合同金额超过 23.81 亿元。其中，2016 年 25 项，资助金额 4.88 亿元；2017 年 43 项，资助金额 9.40 亿元；2018 年 30 项，资助金额 5.85 亿元；2019 年 23 项，资助金额 3.67 亿元；2020 年 15 项，金额未公示；2021 年国家重点研发计划“干细胞研究与器官修复”重点专项 30 项，金额未公示。详见表 4-1。

表 4-1　2016—2021 年国家重点研发计划项目数和资助金额

年度	项目数	资助金额			
		合计 / 亿元	平均 / 万元	最高 / 万元	最低 / 万元
2016	25	4.88	1 950.36	3 000	359
2017	43	9.40	2 186.53	2 989	240
2018	30	5.85	1 951.47	2 981	92
2019	23	3.67	1 669.95	2 808	413
2020	15	/	/	/	/
2021	30	/	/	/	/

注：2020 年和 2021 年国家重点研发计划项目公示清单中未公示相关项目金额

二、国家自然科学基金

数据来源为“国家自然科学基金项目查询”网站，以“干细胞”为关键词检索国家自然科学基金项目。检索结果显示，“干细胞”相关研究在数据库中最早开始于 1986 年，截至 2021 年，以“干细胞”为关键词的国家自然科学基金项目共 6 727 项。其中，近 10 年（2012—2021）有 4 661 项。干细胞研究中标数在 2017 年以前呈上升趋势，在 2019 年呈下降趋势，又在 2020 年达到峰值。

近 10 年干细胞研究国家自然科学基金资助金额在 2014 年达到峰值（3.6 亿元），之后虽呈下降趋势但维持在 2.4 亿 ~ 2.8 亿元，2019 年则突然下降到 2 亿元以下，近 2 年资助金额未统计。详见表 4-2、图 4-1、图 4-2。

表 4-2　2012—2021 各年项目数和资助金额

时间	项目数	资助金额 / 万元
2012 年	611	32 975.34
2013 年	574	31 997.10
2014 年	622	36 073.60
2015 年	595	28 571.20
2016 年	570	27 228.40
2017 年	658	27 240.04
2018 年	560	24 882.30
2019 年	471	19 296.71
2020 年	862	/
2021 年	505	/

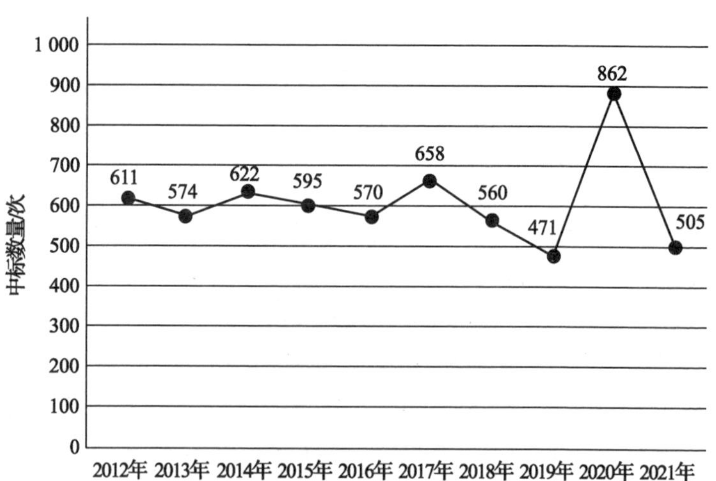

图 4-1　2012—2021 年度中标量

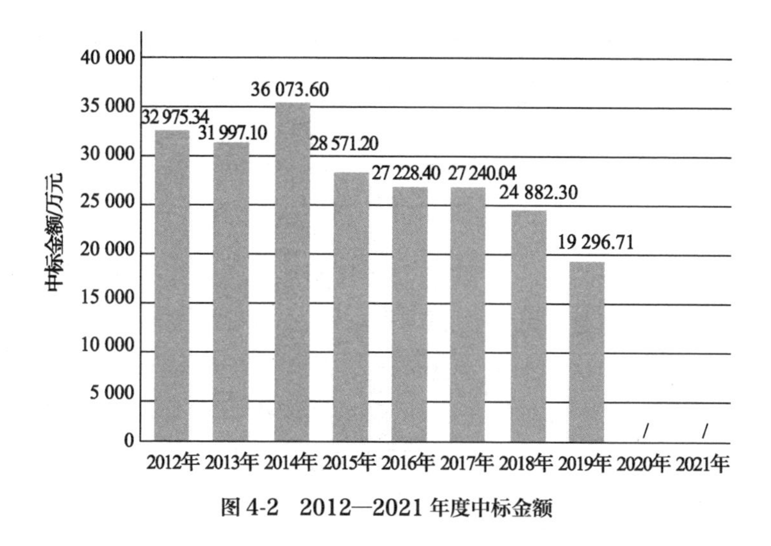

图 4-2　2012—2021 年度中标金额

第二节　我国干细胞临床研究现状分析

早在 2009 年之前，我国已批准包括骨髓间充质干细胞在内的 7 个干细胞产品临床试验。2009 年 3 月 2 日，《医疗技术临床应用管理办法》中明确将自体干细胞和免疫细胞列入第三类医疗技术，表明通过技术及能力审核的医疗机构方可开展第三类医疗技术的临床应用。2011 年，卫生部两次发文，要求停止所有未经批准的干细胞应用于临床试验项目及疗法，并暂停接受新的干细胞项目申请。与此同时，第三类医疗技术的准入审批也被取消，任何机构开展干细胞或免疫细胞的临床应用都是不被允许的。“十三五”期间，国务院在印发的《“十三五”国家战略性新兴产业发展规划》中再次明确了对干细胞研究发展的重视，干细胞临床应用的监管与审批开始走上正轨，有效制止了干细胞治疗的乱象，干细胞药物研究、转化医学研究都将有望加速转化，干细胞辅助产业也将得到长远发展。

一、双备案制的干细胞临床研究

2015 年 7 月，国家卫生和计划生育委员会、国家食品药品监管总局联合发布《干细胞临床研究管理办法（试行）》，规定医疗机构在开展干细胞临床研究前需提前进行备案手续，依据该办法开展干细胞临床研究后，可将已获得的研究结果作为技术性申报资料提交并用于药品评价。截至 2022 年 2 月，我国 133 家医疗机构（含军队医院）已完成干细胞临床研究机构备案，但仅有 99 家机构的 122 项干细胞临床研究项目完成备案（军队医院项目未公示），而且，国家药品监督管理局药品审评中心仅受理了 33 项干细胞药品的临床试验注册申报，其中 25 项获默示许可。

（一）临床备案机构

临床备案机构以北京市、广东省和上海市最多，分别为 19 家、15 家和 15 家。详见表 4-3。

（二）临床备案项目

临床备案项目仍以上海市、广东省和北京市三个地区最多，分别为 19 项、14 项和 9 项。备案项目数量排在前三名的机构是上海交通大学医学院附属仁济医院 5 项、同济大学附属东方医院 4 项和中南大学湘雅医院 4 项，但仍有 59 家备案机构尚未有备案项目。详见表 4-4、表 4-5。

表 4-3　各批次临床备案机构数量情况

日期	数量	占比 /%
2016 年 11 月	30	22.39
2017 年 1 月（军队）	12	8.96
2017 年 11 月	72	53.73
2019 年 3 月	1	0.75
2019 年 6 月	1	0.75
2019 年 9 月	2	1.49
2019 年 12 月	1	0.75
2020 年 1 月	1	0.75
2020 年 3 月	1	0.75
2020 年 11 月	3	2.24
2021 年 3 月（军队）	10	7.46
总计	134	100.00

表 4-4　各批次临床备案项目数量情况

日期	数量	占比 /%
2018 年 5 月前	8	6.56
2018 年 5 月	12	9.84
2018 年 9 月	7	5.74
2019 年 1 月	9	7.38
2019 年 3 月	3	2.46
2019 年 6 月	15	12.30
2019 年 9 月	11	9.02
2019 年 12 月	7	5.74
2020 年 3 月	5	4.10
2020 年 5 月	11	9.02
2020 年 11 月	13	10.66
2021 年 8 月	8	6.56
2021 年 9 月	1	0.82
2021 年 11 月	11	9.02
2022 年 1 月	1	0.82
合计	122	100.00

表 4-5　上海市各机构项目清单

机构备案批次	机构备案日期	机构名称	项目数	项目名称	批次	备案时间
首批次	2016 年 11 月	同济大学附属东方医院	5	人自体支气管基底层细胞治疗间质性肺病的临床研究	1	2018 年 5 月前
				人脐带间充质干细胞治疗心衰的临床研究	7	2019 年 9 月
				脐带间充质干细胞治疗 2 型糖尿病肾病的多中心临床研究	7	2019 年 9 月
				人羊膜上皮干细胞（hAESCs）立体定向移植治疗帕金森病的临床研究	8	2019 年 12 月
				静脉输注人脐带间充质干细胞（hUC-MSCs）治疗射血分数降低的心力衰竭（HFrEF）随机双盲临床研究	15	2022 年 1 月
首批次	2016 年 11 月	上海交通大学医学院附属仁济医院	5	异体脂肪来源间充质祖细胞治疗膝骨关节炎的临床研究	1	2018 年 5 月前
				脐带源间充质干细胞治疗视神经脊髓炎谱系疾病的前瞻性多中心随机对照研究	2	2018 年 5 月
				人源性神经干细胞治疗缺血性卒中的单中心随机对照研究	5	2019 年 3 月

续表

机构备案批次	机构备案日期	机构名称	项目数	项目名称	批次	备案时间
首批次	2016年11月	上海交通大学医学院附属仁济医院	5	脐带间充质干细胞治疗狼疮性肾炎的随机盲态平行对照多中心研究	8	2019年12月
				评价脐带间充质干细胞（BL173-hUM-SCs）治疗膝骨关节炎的安全性、有效性的多中心、随机、双盲临床研究	10	2020年11月
首批次	2016年11月	上海交通大学医学院附属第九人民医院	2	应用新型干细胞过滤富集器快速制备活性生物材料植骨与自体骨移植进行骨修复的随机、对照临床研究	2	2018年5月
				自体骨髓干细胞技术重建下鼻甲改善空鼻综合征的研究	2	2018年5月
第二批次	2017年11月	复旦大学附属中山医院	1	脐带间充质干细胞治疗狼疮肾炎的随机盲态平行对照多中心研究	6	2019年6月
第二批次	2017年11月	上海市同济医院	1	人源神经干细胞治疗早发型帕金森病伴运动并发症的安全性与初步有效性评价	6	2019年6月
首批次	2016年11月	复旦大学附属华山医院	1	脐带间充质干细胞治疗狼疮性肾炎的随机盲态平行对照多中心研究	7	2019年9月

续表

机构备案批次	机构备案日期	机构名称	项目数	项目名称	批次	备案时间
第六批次	2019年12月	中国福利会国际和平妇幼保健院	1	人羊膜上皮干细胞移植治疗卵巢早衰的临床研究	8	2019年12月
第二批次	2017年11月	上海市第一人民医院	1	脐带间充质干细胞治疗乙型肝炎相关性肝硬化失代偿期患者的探索性临床试验	10	2020年11月
第二批次	2017年11月	上海交通大学医学院附属瑞金医院	1	人自体支气管基底层细胞移植治疗支气管扩张的探索性研究	10	2020年5月
第二批次	2017年11月	上海市第十人民医院	1	脐带间充质干细胞治疗重度慢性放射性肠炎有效性的观察性研究	11	2020年11月
第二批次	2017年11月	上海市第六人民医院	0			
第二批次	2017年11月	上海市胸科医院	0			
军队第二批次	2021年3月	海军军医大学第二附属医院	0			
军队第二批次	2021年3月	海军军医大学第三附属医院	0			
军队第二批次	2021年3月	海军军医大学第一附属医院	0			

二、干细胞新药研发

2018年以来，我国干细胞临床项目申报或备案取得了新进展。时隔4年后，国家药品监督管理局药品审评中心（CDE）于2018年6月上旬再度承办受理了干细胞疗法的临床试验注册申报。目前接收申报33项，25项获得默示许可。详见表4-6。

相对国外具有品牌优势的干细胞企业产品、技术，国内公司无论在规模上，还是经营品种的质量和市场占有率方面，还有相当大的差距，比如市值偏小、拥有自主知识产权的核心技术匮乏、竞争力差、存在低水平重复与无序竞争等。

三、中国临床试验注册中心注册的干细胞临床研究

中国临床试验注册中心（Chinese Clinical Trial Registry，ChiCTR）是一家于2005年建立的国家临床试验中心。2007年，卫生部指定其代表我国参加世界卫生组织国际临床试验注册平台（WHO ICTRP）。中国临床试验注册中心是WHO ICTRP的一级注册机构，是一个非营利的学术机构。其注册程序和内容完全符合WHO ICTRP和国际医学期刊编辑委员会（ICMJE）的标准。中国临床试验注册中心接受世界各国实施的临床试验注册，将一些必要的研究信息向公众进行公开，如临床试验的设计方案等；同时，

表 4-6　2018 年 6 月—2022 年 2 月 CDE 受理的干细胞药物临床试验

承办日期	申请类型	受理号	药品名称	申请机构	收审情况	适应证
2018-06-07	新药	CXSL1700137	人牙髓间充质干细胞注射液	北京三有利和泽生物科技有限公司、首都医科大学	默示许可	慢性牙周炎
2018-09-30	新药	CXSL1800101	注射用间充质干细胞（脐带）	天津昂赛细胞基因工程有限公司	默示许可	难治性急性移植物抗宿主病
2018-11-07	新药	CXSL1800109	CBM-ALAM. 1 异体人源脂肪间充质祖细胞注射液	无锡赛比曼生物科技有限公司、西比曼生物科技（上海）有限公司	默示许可	膝骨关节炎
2018-11-23	新药	CXSL1800117	人胎盘间充质干细胞凝胶	北京汉氏联合生物技术股份有限公司	默示许可	糖尿病足溃疡
2018-12-05	新药	CXSL1700188	人原始间充质干细胞注射液	青岛奥克生物开发有限公司	默示许可	炎症性肠病，即急、慢性溃疡性结肠炎，并可预防溃疡性结肠炎的复发
2019-02-12	补充申请	CXSB1900004	人原始间充质干细胞	天津麦迪森再生医学有限公司	默示许可	造血干细胞移植后发生的急性和慢性移植物抗宿主病的治疗和预防
2019-02-28	新药	CXSL1900016	人脐带间充质干细胞注射液	上海爱萨尔生物科技有限公司	默示许可	膝骨关节炎

续表

承办日期	申请类型	受理号	药品名称	申请机构	收审情况	适应证
2019-03-07	新药	CXSL1900019	REGEND001 细胞自体回输制剂	江西省仙荷医学科技有限公司	默示许可	早、中期特发性肺纤维化
2019-07-10	新药	CXSL1900075	自体人源脂肪间充质祖细胞注射液	西比曼生物科技（上海）有限公司、无锡赛比曼生物科技有限公司	默示许可	膝骨关节炎
2019-11-07	新药	CXSL1900124	人脐带间充质干细胞注射液	铂生卓越生物科技（北京）有限公司	默示许可	用于治疗激素耐药的急性移植物抗宿主病
2019-11-21	进口	JXSL1900126	缺血耐受人同种异体骨髓间充质干细胞	Stemedica Cell Technologies，Inc、九芝堂美科（北京）细胞技术有限公司	默示许可	缺血性脑卒中
2020-01-11	新药	CXSL2000005	人脐带间充质干细胞注射液	北京贝来生物科技有限公司	默示许可	类风湿关节炎
2020-04-21	新药	CXSL2000067	M-021001 细胞注射液	北京泽辉辰星生物科技有限公司、中国科学院动物研究所	默示许可	半月板损伤
2020-06-05	新药	CXSL2000128	注射用人脐带间充质干细胞	深圳市北科生物科技有限公司	受理	
2020-08-28	新药	CXSB2000045	人脐带间充质干细胞注射液	铂生卓越生物科技（北京）有限公司	默示许可	用于治疗激素治疗失败的急性移植物抗宿主病

续表

承办日期	申请类型	受理号	药品名称	申请机构	收审情况	适应证
2020-11-07	新药	JXSL2000198	异体人骨髓间充质前体细胞注射液	天士力医药集团股份有限公司（进口）	受理	
2020-11-28	新药	CXSL2000335	注射用间充质干细胞（脐带）	天津昂赛细胞基因工程有限公司	默示许可	慢加急性（亚急性）肝衰竭
2021-02-11	新药	CXSL2100056	注射用间充质干细胞（脐带）	天津昂赛细胞基因工程有限公司	默示许可	急性呼吸窘迫综合征
2021-03-03	新药	CXSL2101001	宫血间充质干细胞注射液	浙江生创精准医疗科技有限公司	默示许可	特发性肺纤维化
2021-06-25	新药	CXSL2101146	人脐带间充质干细胞注射液	上海慧存医疗科技有限公司	受理	
2021-07-06	补充申请	CXSB2101025	人脐带间充质干细胞注射液	铂生卓越生物科技（北京）有限公司	默示许可	用于治疗激素治疗失败的急性移植物抗宿主病
2021-07-15	新药	CXSL2101179	人脐带间充质干细胞注射液	广州赛莱拉干细胞科技股份有限公司	默示许可	膝骨关节炎（Kellgren-Lawrence 分级为Ⅱ或Ⅲ级）
2021-07-30	新药	CXSL2101224	ELPIS 人脐带间充质干细胞注射液	华夏源细胞工程集团股份有限公司	默示许可	中、重度慢性斑块型银屑病
2021-08-31	新药	CXSL2101297	异体人源脂肪间充质干细胞注射液	江苏得康生物科技有限公司	默示许可	治疗非活动性 / 轻度活动性腔内克罗恩病的成年患者的复杂肛周瘘

续表

承办日期	申请类型	受理号	药品名称	申请机构	收审情况	适应证
2021-09-02	新药	CXSL2101296	人脐带间充质干细胞注射液	上海莱馥医疗科技有限公司	默示许可	特发性肺纤维化
2021-09-26	新药	CXSL2101334	CG-BM1 异体人骨髓间充质干细胞注射液	广州赛隽生物科技有限公司	默示许可	感染引起的中重度成人急性呼吸窘迫综合征（ARDS）
2021-10-11	新药	CXSL2101353	人源 TH-SC01 细胞注射液	江苏拓弘康恒医药有限公司	默示许可	非活动性、轻度活动性克罗恩病肛瘘
2021-11-24	新药	CXSL2101443	CAStem 细胞注射液	北京泽辉辰星生物科技有限公司	默示许可	急性呼吸窘迫综合征
2021-11-30	新药	CXSL2101456	人羊膜上皮干细胞注射液	上海赛傲生物技术有限公司	默示许可	治疗造血干细胞移植后激素耐药型急性移植物抗宿主病
2021-12-17	新药	CXSL2101489	人 iPSC 来源心肌细胞注射液	南京艾尔普再生医学科技有限公司	受理	心衰（心力衰竭）
2022-02-15	新药	CXSL2200093	人源 TH-SC01 细胞注射液	江苏拓弘康恒医药有限公司	受理	复杂性肛瘘
2022-02-18	新药	CXSL2200098	人脐带间充质干细胞注射液	上海爱萨尔生物科技有限公司	受理	缺血性脑卒中
2022-02-18	新药	CXSL2200097	人脐带间充质干细胞注射液	上海爱萨尔生物科技有限公司	受理	结缔组织病相关间质性肺病

将注册试验信息提交 WHO ICTRP 供全球共享。截至 2022 年 2 月，在中国临床试验注册中心注册的干细胞相关临床研究项目有 577 项。

从表 4-7 ~ 表 4-9 中可以看出，2015 年 7 月 20 日国家卫生和计划生育委员会、国家食品药品监督管理总局以国卫科教发〔2015〕48 号印发《干细胞临床研究管理办法（试行）》后，干细胞相关临床试验项目明显增加，2018 年更是超过前两年的总和，2019 年稍有下滑，但 2020 年增幅达到 40%。临床试验项目类型构成中，干预性研究和观察性研究占比最高，分别为 50.78% 和 35.88%。各地区临床试验项目数量以北京、上海和重庆三个地区最多。

表 4-7　2008 年 4 月—2022 年 2 月干细胞临床研究项目注册数量情况

时间	数量	占比 /%
2008 年	3	0.52
2009 年	3	0.52
2010 年	9	1.56
2011 年	18	3.12
2012 年	28	4.85
2013 年	7	1.21
2014 年	22	3.81

续表

时间	数量	占比 /%
2015 年	21	3.64
2016 年	42	7.28
2017 年	44	7.63
2018 年	86	14.90
2019 年	70	12.13
2020 年	118	20.45
2021 年	93	16.12
2022 年	13	2.25
总计	577	100.00

表 4-8　2008 年 4 月—2022 年 2 月干细胞临床试验项目类型情况

研究类型	数量	占比 /%
观察性研究	293	50.78
干预性研究	207	35.88
相关因素研究	12	2.08
病因学研究	5	0.87
预后研究	3	0.52
诊断试验	3	0.52
未注明	54	9.36
总计	577	100.00

表 4-9　2008 年 4 月—2022 年 2 月干细胞临床试验项目地区分布情况

省份	数量	占比 /%
北京	81	13.46
上海	75	12.46
重庆	64	10.63
广东	46	7.64
浙江	40	6.64
江苏	35	5.81
四川	29	4.82
湖北	27	4.49
山东	21	3.49
安徽	17	2.82
天津	19	3.16
湖南	18	2.99
陕西	18	2.99
河南	17	2.82
云南	17	2.82
广西	15	2.49
贵州	13	2.16
新疆	12	1.99
福建	11	1.83
河北	10	1.66
江西	7	1.16
辽宁	6	1.00
黑龙江	2	0.33
吉林	2	0.33

四、国家和地方鼓励政策密集出台

2016年起，国家相继出台了一系列政策支持干细胞行业的发展，如《“十三五”生物产业发展规划》《“十三五”国家战略性新兴产业发展规划》《“十三五”卫生与健康科技创新专项规划》《“十三五”国家基础研究专项规划》《“健康中国2030”规划纲要》《战略性新兴产业重点产品和服务指导目录》等里程碑政策，强调干细胞与再生医学作为新型生物医药技术，要有创新突破和应用发展，以服务国家经济社会发展，大幅提高生物经济产业的国际竞争力。

我国现已进入战略性新兴产业振兴的时代。以广州为代表的珠江三角洲地区、以北京为代表的京津冀地区和以上海为代表的长江三角洲地区在干细胞与再生医学领域飞速发展，都在积极抢占生物医药行业制高点。北京、上海、广州、深圳等都将发展干细胞与再生医学，并积极出台支持干细胞行业发展及技术推广、推动干细胞技术和产品临床应用的地方政策（表4-10）。

表 4-10　2016 年 7 月—2021 年 12 月各省市干细胞推进政策

发布日期	部门	名称
2016-07-11	江西省卫生和计划生育委员会、江西省食品药品监督管理局	成立江西省干细胞临床研究管理工作领导小组
2016-07-19	广东省卫生和计划生育委员会、广东省食品药品监督管理局	成立广东省干细胞临床研究管理工作领导小组
2016-09-28	深圳市发展和改革委员会	《深圳市产业结构调整优化和产业导向目录（2016 年修订）》
2016-11-29	云南省人民政府办公厅	《云南省生物医药和大健康产业发展规划（2016—2020 年）》《云南省生物医药和大健康产业发展三年行动计划（2016—2018 年）》
2016-12-09	安徽省卫生和计划生育委员会、安徽省食品药品监督管理局	成立安徽省干细胞临床研究管理工作领导小组暨专家委员会
2016-12-29	湖南省发展和改革委员会、湖南省卫生和计划生育委员会	《湖南省健康产业发展规划（2016—2020 年）》
2017-01-06	河南省人民政府办公厅	《河南省“十三五”战略性新兴产业发展规划》
2017-01-06	四川省人民政府办公厅	《四川省“十三五”科技创新规划》
2017-01-23	上海市卫生和计划生育委员会	《关于促进上海医学科技创新发展的实施意见》
2017-03-20	上海市卫生和计划生育委员会、上海市食品药品监督管理局	成立上海市干细胞临床研究管理工作领导小组、上海市干细胞临床研究专家委员会

续表

发布日期	部门	名称
2017-03-29	江苏省卫生和计划生育委员会、江苏省食品药品监督管理局	成立江苏省干细胞临床研究专家委员会及管理工作领导小组
2017-04-10	上海市卫生和计划生育委员会	《上海市医学科技创新发展“十三五”规划》
2017-04-27	甘肃省卫生和计划生育委员会、甘肃省食品药品监管总局	成立甘肃省干细胞临床研究专家委员会和伦理专家委员会
2017-04-27	宁夏回族自治区卫生和计划生育委员会、回族食品药品监督管理局	成立宁夏干细胞临床研究专家委员会
2017-04-28	北京市卫生和计划生育委员会、北京市食品药品监督管理局	成立北京市干细胞临床研究专家委员会
2017-05-27	河北省人民政府办公厅	《北戴河生命健康产业创新示范区推进工作方案》
2017-06-12	广州市发展和改革委员会	《广州市生物医药产业发展五年行动计划（2017—2021 年）》（征求意见稿）
2017-12-20	中国共产党北京市委员会、北京市人民政府	《北京市加快科技创新发展医药健康产业的指导意见》
2018-01-19	云南省物价局、云南省卫生和计划生育委员会、云南省人力资源和社会保障厅	《关于放开健康咨询等医疗服务价格的通知》

续表

发布日期	部门	名称
2018-02-23	广州市人民政府	《广州市促进健康及养老产业发展行动计划（2017—2020年）》
2018-03-22	广州市人民政府办公厅	《广州市加快生物医药产业发展若干规定（试行）》
2018-04-02	上海市人民政府	《“健康上海2030”规划纲要》
2018-06-15	广州市人民政府办公厅	《广州市支持社会力量提供多层次多样化医疗服务促进社会办医加快发展实施方案》
2018-06-25	山东省人民政府	《山东省医养健康产业发展规划（2018—2022年）》
2018-07-19	安徽省人民政府	《安徽省人民政府关于印发支持现代医疗和医药产业发展若干政策的通知》
2018-07-25	上海市人民政府	《关于推进本市健康服务业高质量发展加快建设一流医学中心城市的若干意见》
2018-09-06	中国台湾卫生福利部	《特定医疗技术检查检验医疗仪器施行或使用管理办法修正条文》
2018-09-11	深圳市发展和改革委员会、深圳市卫生和计划生育委员会	《深圳市新增医疗服务价格项目（2018年第一批）》
2018-09-25	广州市科技创新委员会	《广州市生物医药产业创新发展行动方案（2018—2020年）》
2018-09-28	北京市人民政府办公厅	《北京市加快医药健康协同创新行动计划（2018—2020年）》

续表

发布日期	部门	名称
2018-10-22	天津市人民政府	《天津市人民政府办公厅关于印发天津市生物医药产业发展三年行动计划（2018—2020年）的通知》
2018-11-21	北京市卫生健康委员会	《北京市卫生健康委员会关于公布本市2018年首批重点新增医疗服务价格项目规范的通知》
2018-11-22	北京市卫生健康委员会	《医疗机构合作开展干细胞临床研究干细胞制剂院内质量管理指南》
2018-11-28	浙江省人民政府办公厅	《浙江省人民政府办公厅关于支持社会力量提供多层次多样化医疗服务的实施意见》
2018-11-29	浙江省人民政府办公厅	《浙江省人民政府关于全面加快科技创新推动高质量发展的若干意见》
2018-12-03	浙江省人民政府办公厅	《浙江省人民政府关于全面加快科技创新推动高质量发展的若干意见》
2018-12-05	上海市人民政府办公厅	《促进上海市生物医药产业高质量发展行动方案（2018—2020年）》
2018-12-19	济南市发展和改革委员会	《济南市十大千亿产业招商引资指导目录》《济南市区县招商产业布局意见》
2019-02-22	广东省人民政府	《支持自由贸易试验区深化改革创新若干措施分工方案的通知》
2019-03-22	上海市人民政府	《本市贯彻〈关于支持自由贸易试验区深化改革创新若干措施〉实施方案》

续表

发布日期	部门	名称
2019-05-10	重庆市人民政府	《重庆市人民政府关于印发重庆市推动制造业高质量发展专项行动方案（2019—2022年）的通知》
2019-05-27	浙江省科学技术厅	《关于加快生命健康科技创新发展的实施意见（征求意见稿）》
2019-06-21	成都市人民政府	《成都市人民政府办公厅关于促进成都医药健康产业高质量发展的实施意见》
2019-07-08	海南省卫生健康委员会	《海南省卫生健康委员会对政协海南省第七届委员会第二次会议第0391号提案的答复（复文分类：B）》
2019-07-17	深圳市人民政府	《深圳市人民政府关于支持自由贸易试验区深化改革创新若干措施工作方案的通知》
2019-08-13	上海市人民政府	《上海市新一轮服务业扩大开放若干措施》
2019-09-20	天津市滨海新区人民政府	《滨海新区细胞产业技术创新行动方案》
2019-10-28	河北省人民政府	《中国（河北）自由贸易试验区管理办法》
2019-11-14	云南省人民政府	《云南省人民政府关于加快生物医药产业高质量发展的若干意见》
2019-11-25	河北省人民政府办公厅	《关于支持生物医药产业高质量发展的若干政策》

续表

发布日期	部门	名称
2019-12-02	上海市卫生健康委员会、上海市医疗保障局、上海市科学技术委员会、上海市经济和信息化委员会	《关于加强本市医疗卫生机构临床研究支持生物医药产业发展的实施方案》
2019-12-18	南京市人民政府	《关于促进中国（江苏）自由贸易试验区南京片区高质量发展的意见》
2019-12-18	江苏自由贸易试验区南京片区	《关于支持中国（江苏）自由贸易试验区南京片区教育和卫生健康国际化的若干措施》
2019-12-23	中国共产党石家庄市委员会、石家庄市人民政府	《关于支持中国（河北）自由贸易试验区正定片区高水平开放高质量建设的若干意见（试行）》
2019-12-27	浙江省人民政府办公厅	《浙江省人民政府办公厅关于加快生命健康科技创新发展的实施意见》
2020-01-07	昆明市人民政府	《昆明市大健康产业发展规划（2019—2030 年）》
2020-01-22	深圳市发展和改革委员会；深圳市人民政府办公厅	《深圳市促进生物医药产业集聚发展的指导意见》《深圳市生物医药产业集聚发展实施方案（2020—2025 年）》《深圳市生物医药产业发展行动计划（2020—2025 年）》；《深圳市促进生物医药产业集聚发展的若干措施》

续表

发布日期	部门	名称
2020-04-08	广东省科学技术厅、广东省发展和改革委员会、广东省工业和信息化厅、广东省财政厅、广东省卫生健康委员会、广东省医疗保障局、广东省地方金融监督管理局、广东省中医药局、广东省药品监督管理局	《关于促进生物医药创新发展的若干政策措施的通知》
2020-05-06	浙江省经济和信息化厅、浙江省发展和改革委员会、浙江省科学技术厅、浙江省财政厅、浙江省卫生健康委员会、浙江省医疗保障局、浙江省药品监督管理局	《关于推动浙江省医药产业高质量发展的若干意见》
2020-05-06	天津市滨海新区科学技术局	《关于 2020 年“滨海新区细胞产业技术创新行动方案”工作要点通知》
2020-05-09	中国共产党大连市委员会、大连市人民政府	《关于加快生命安全产业创新发展的意见》
2020-06-04	云南省人民政府办公厅	《云南省人民政府办公厅关于建立云南省推进细胞产业发展联席会议制度的通知》
2020-06-16	海南省人民代表大会常务委员会	《海南自由贸易港博鳌乐城国际医疗旅游先行区条例》

续表

发布日期	部门	名称
2020-06-24	广东省市场监督管理局	《广东省市场监督管理局关于广东省十三届人大三次会议第 1037 号代表建议答复的函》
2020-08-31	深圳市人民代表大会常务委员会	《深圳经济特区前海蛇口自由贸易试验片区条例》
2020-09-25	广东省科学技术厅、广东省发展和改革委员会、广东省工业和信息化厅、广东省卫生健康委员会、广东省市场监督管理局	《广东省发展生物医药与健康战略性支柱产业集群行动计划（2021—2025 年）》
2020-10-29	昆明市人民政府办公室	《昆明市高质量发展细胞产业十条措施》
2020-11-27	北京市卫生健康委员会	《北京市卫生健康委员会关于进一步加强医学伦理管理和审查能力建设的通知》
2020-12-07	中国共产党北京市委员会	《中共北京市委关于制定北京市国民经济和社会发展第十四个五年规划和二〇三五年远景目标的建议》
2020-12-29	山东省科学技术厅	《关于批准建设 26 个省技术创新中心的通知》
2021-01-08	海南省科学技术厅、海南省卫生健康委员会、海南省药品监督管理局、海南省医疗保障局	《海南省关于支持重大新药创制国家科技重大专项成果转移转化的若干意见》
2021-01-21	河北省市场监督管理局	《细胞免疫治疗临床操作技术规范》

续表

发布日期	部门	名称
2021-02-19	杭州市萧山区人民政府	《中国（浙江）自由贸易试验区杭州片区萧山区块建设方案》
2021-03-11	昆明国家高新技术产业开发区	《昆明高新区促进细胞产业集群创新发展若干政策》
2021-03-12	深圳市人民代表大会常务委员会	《深圳经济特区细胞和基因产业促进条例（草案）》
2021-03-17	北京市卫生健康委员会	《2021 年北京市卫生健康科教工作要点》
2021-04-07	北京市卫生健康委员会	《〈北京市关于加强医疗卫生机构研究创新功能的实施方案（2020—2022 年）〉委内分工方案》
2021-04-12	天津自由贸易试验区管理委员会	《关于在天津自贸区开展细胞治疗先行先试的报告》
2021-04-19	辽宁自由贸易试验区大连片区、大连医科大学	“大连基因细胞治疗先行示范区”框架协议
2021-05-19	上海市人民政府办公厅	《上海市人民政府办公厅关于促进本市生物医药产业高质量发展的若干意见》
2021-05-25	上海市药品监督管理局	《对市十五届人大五次会议第 0255 号代表建议的答复》
2021-06-03	深圳市南山区人民政府办公室	《南山区促进生物医药产业领航发展实施方案（2021—2025 年）》
2021-06-23	上海市人民政府办公厅	《上海市战略性新兴产业和先导产业发展“十四五”规划》

续表

发布日期	部门	名称
2021-07-05	上海市人民政府办公厅	《上海市先进制造业发展“十四五”规划》
2021-07-08	北京市人民政府办公厅	《北京市加快医药健康协同创新行动计划（2021—2023年）》
2021-07-12	天津自由贸易试验区管理委员会	《关于同意在国家干细胞工程产品产业化基地建设中国（天津）自由贸易试验区联动创新示范基地的批复》
2021-07-28	山东省烟台市人民政府	《烟台市人民政府关于促进全市生物医药产业高质量发展的若干意见》
2021-08-09	江苏省人民政府办公厅	《南京江北新区“十四五”发展规划》
2021-08-10	北京市卫生健康委员会	《首都卫生发展科研专项2022年申请指南》
2021-08-11	北京市人民政府	《北京市“十四五”时期高精尖产业发展规划》
2021-08-13	厦门市工业和信息化局	《厦门市“十四五”先进制造业发展专项规划》
2021-08-16	江苏省人民政府办公厅	《江苏省“十四五”制造业高质量发展规划》
2021-09-02	江苏省人民政府办公厅	《江苏省“十四五”科技创新规划》
2021-09-15	云南省卫生健康委员会	《云南省“十四五”健康服务业发展规划（征求意见稿）》
2021-09-27	广东省科技厅	《广东省重点领域研发计划2021—2022年度“精准医学与干细胞”重点专项申报指南（征求意见稿）》

续表

发布日期	部门	名称
2021-09-29	上海市人民政府	《上海市建设具有全球影响力的科技创新中心“十四五”规划》
2021-11-01	天津市工业和信息化局	《天津市生物医药产业发展“十四五”专项规划》
2021-11-03	中国共产党北京市委员会、北京市人民政府	《北京市“十四五”时期国际科技创新中心建设规划》
2021-11-12	深圳市人民代表大会常务委员会	《深圳经济特区细胞和基因产业促进条例（征求意见稿）》
2021-11-18	深圳市发展和改革委员会	《深圳市促进生物医药产业集群发展的若干措施（征求意见稿）》
2021-11-23	浙江省卫生健康委员会	《关于在中国（浙江）自由贸易试验区内开展细胞技术研究和转化应用先行先试的建议》
2021-11-29	北京市中关村科技园区管理委员会	《“十四五”时期中关村国家自主创新示范区发展建设规划》
2021-12-03	广州市越秀区人民政府办公室	《广州市越秀区人民政府办公室关于广州市越秀区科技创新与战略性新兴产业发展“十四五”规划的通知》
2021-12-06	上海市人民代表大会常务委员会	《上海市浦东新区促进张江生物医药产业创新高地建设规定（草案）》（征求意见稿）

第三节　我国干细胞产业发展瓶颈分析

近年来，我国干细胞基础研究及转化取得了一些重大进展，但是随着中国干细胞市场的不断壮大，干细胞产业化之路依然是机遇与挑战并存，任重而道远。

一、干细胞前沿基础研究亟待加强

（一）干细胞作用机制尚待研究，关键科学问题尚待解决

主要包括干细胞的定向诱导分化、多能性的维持和自我更新、重编程与谱系重编程的机制与技术研究、组织特异性、与微环境的相互作用、诱导性多能干细胞的理论与机制研究、基于干细胞的组织和器官功能重建等。

（二）干细胞体内作用机制尚待研究

干细胞进入体内后的作用机制尚待研究，如干细胞的归巢作用、抗炎作用、免疫调节效果等。细胞标记及示踪技术明显滞后于机体功能改善的观察，目前已成为干细胞治疗机制探讨的瓶颈和新的研究热点。

2018 年，Douglas Sip 等指出是否应该将间充质干细胞称作“干细胞”仍值得商榷，这也再次证实加强干细胞前沿基础研究的必然性。

二、干细胞研究机构无法获取高质量、来源清晰、质量可控的干细胞制剂

（一）干细胞制剂极其复杂

一是细胞种类、来源、制备技术、适应证等具有多样性；二是细胞批次、代次、质量控制技术、研究人员等各不相同；三是细胞成分、安全性、有效性等复杂；四是生产制备、保存、运输等存在不稳定性。

（二）临床级干细胞生产困难

原因主要有三：首先是并非所有干细胞试剂均为GMP级、细胞治疗级或临床级。其次是“三个批次”的细胞能否满足药品中的“三个批次”理念。最后是对干细胞制备过程中的条件要求极其严格。如供体背景清晰，原辅料具有细胞治疗级别、GMP级别，制剂信息可追溯等要求。

综上，干细胞制剂具有复杂性，其规模化生产在技术和先进工艺方面存在诸多不足，且缺乏与之相匹配的质量检验标准体系，直接导致高质量、来源清晰、质量可控的干细胞制剂难以生产出来。

三、缺乏标准统一的多中心临床研究以及干细胞临床研究规范、专家共识、指南或标准等指导性文件

（一）单中心临床研究的局限性

国内开展的干细胞临床研究通常局限于单中心研究，规模较小，受试者人数少，无法获得干细胞治疗疾病的大样本数据，与多中心研究相比，单中心临床试验更有可能造成误导性的结果，安全性与有效性研究结果得不到保障。

（二）临床研究指导性文件缺乏

目前国家出台的有关干细胞制备、质检、存储等相关规范性文件较少，基本没有涉及临床研究方面。干细胞临床研究方案没有一个统一的标准，大多研究方案设计也存在诸多不足，主要的问题表现在研究方案结构不完整，如病例报告表（CRF）设计不完整、细胞特性考量部分不足、统计学运用有待完善等，这些因素大大阻碍了干细胞临床研究进展。

四、人员因素

（一）干细胞临床研究人员、管理人员等相关专业人才紧缺

与传统药物相比，干细胞药物在研发方面更为复杂，而

了解、熟悉和掌握干细胞临床研究的主要研究者、研究医师、研究护士、临床稽查员、临床协调员、统计师、临床项目主管部门人员等多类别人才较为紧缺。

（二）干细胞临床研究者依从性低

临床经验丰富的医生在临床试验过程中往往会不经意地利用他们积累的经验来处理问题，当这些经验与试验方案不一致时，就容易导致不依从。另一个主要原因是研究者对临床试验的重要性以及自己在其中所起到的重要作用未给予足够的重视。干细胞临床研究要求高，资料收集与填写内容繁琐，加上平时临床工作繁重，因此部分研究者认为干细胞临床研究增加了他们的工作负担，从而产生了厌倦情绪，自然影响了其依从性。

五、干细胞临床研究保障体系不健全

（一）干细胞研究伦理管控机制不健全

干细胞研究与应用涉及诸多伦理问题，国内外相关法律法规对干细胞研究与应用提出了一些伦理规范要求，但相关伦理的实证研究不足。中国有必要开展干细胞临床研究与应用伦理管理的实证研究，继续加强干细胞临床研究规范开展的监督管理工作，积极推进相关法律法规修订和立法工作，不断强化伦理审查与监督，并进一步完善备案审核制和医学研究登记备案信息系统信息功能，促进干细胞研究领域在保障人民健康中发挥更加积极的作用。

（二）干细胞临床研究信息管理系统模块不健全

大部分医疗机构缺乏多中心信息收集和交互能力，且单个研究机构信息管理系统建设尚未健全，信息未能在各部门之间贯通，多数医疗机构没有建立统一的临床数据中心，部门之间的系统没有对接，信息流脱节，也没有实现研究信息从临床采集开始，途经样本准入、细胞制备、质检、质控、存储，最后又回到临床的全贯通的信息管理。

（三）缺乏风险防控机制

研究者是药物临床试验的具体实施人员，其对临床试验数据质量和试验规范性承担直接责任，同时，受试者管理、不良事件处置、研究团队管理等多种因素可直接或间接影响到试验进程和结果。尤其从我国现状看，主要研究者往往因日常医疗工作繁忙，对临床试验投入的时间和精力有限，更易导致不良后果的发生。我国对研究者没有先行先试的保护措施，很大程度上降低了研究者的积极性。

（四）国家层面的实施细则尚待出台

2015 年 7 月，《干细胞临床研究管理办法（试行）》《干细胞制剂质量控制及临床前指导原则（试行）》等国家政策相继出台，干细胞临床研究机构和临床研究项目的备案工作开始启动，干细胞临床研究得到专项整治及监管，使干细胞临床研究得到健康有序开展。但目前依然有一些问题需要国家出台一些实施细则和管理条例进行规范，例如干细胞药物的研发、审评、审批等。

干细胞研发及应用属于新兴学科领域，缺少相应的成熟模式和运营经验，目前干细胞产业进程缓慢是由多方面因素共同导致的。

第五章

上海干细胞产业发展环境及现状

第一节　上海干细胞产业发展环境分析

基于上海干细胞产业发展的基础条件，以下采用 SWOT 分析法（道斯矩阵、态势分析法），将当前干细胞产业发展的内部和外部条件从优势（strength）、劣势（weakness）、机遇（opportunity）及挑战（threat）几个方面进行分析。

一、优势分析

临床资源方面，上海作为全国医疗中心拥有丰富的临床资源和病源数据，相关临床机构针对不同疾病领域已经形成了涵盖不同疾病领域的优势学科，临床试验承载能力位于国内领先水平。据我国药物临床试验登记与信息公示平台数据显示，2013—2022 年 2 月，上海 GCP 机构达到 158 家，共登记开展临床试验 2 713 项（不含生物等效性试验）。同时，上海也是我国最早开展干细胞基础研究的城市（全国第一个干细胞重点实验室就建在上海）。同济大学附属东方医院、上海交通大学医学院附属瑞金医院、复旦大学附属华山医院、上海交通大学医学院附属仁济医院、上海交通大学医学院附属第九人民医院等15家机构都已经完成了国家干细胞临床机构备案，并分别已经建设或开始筹集一定规模的生物样本库与临床级干细胞库平台，基础研究和临床应用相结合，并围绕骨关节炎、心脏系统疾病、神经系统疾病、帕金森病、糖尿病等常见、多发、难治性疾病开展研究，已经形成了一批具有影响力的科研和临床成果。

产业基础方面，以浦东新区为代表，国内细胞治疗创新高地建设初具规模。上海目前在细胞治疗研发资源及创新能力上居国家前列。细胞相关产品的研发与技术实现具有较高的技术含量，尤其是干细胞新药研发、干细胞模型建立等领域，需要分子生物学、药学、临床医学、生物工程、质量管理工程等多学科的高层次人才进行跨领域合作。作为国际化大都市和中国的科学研究中心，上海拥有全国最为优秀的一支干细胞研究队伍，上海与生物医药相关的院士占全国的1/3，上海获得国家重点研发计划“干细胞及转化研究”重点专项共计40项，占全国的1/4；上海具有集群的生物医药支撑体系，包括张江药谷、国家新药中心、国家蛋白质科学中心、南方基因中心、模式动物中心等；上海具有全国顶尖的医院和医学院资源，包括复旦大学、上海交通大学、同济大学、海军军医大学、上海中医药大学等各医学院校及其附属医院。上海不断提升干细胞资源储备拓展和技术研发水平，已经探索并初步形成了适应于行业特性的产、学、研、临床转化的新模式，同时集聚了一批领域内的优势创新资源。建设在张江的细胞产业园，已经成为国内为数不多的专门针对细胞治疗、基因治疗领域规划的专业化产业集群。截至目前，张江科学城已经集聚细胞相关企业超过70家，全国已经批准的免疫细胞、干细胞药物临床试验批件中，有超过40%来自张江。在目前已经接受的33项干细胞药物临床试验申报中，25项获得默示许可，其中8项来自上海企业：西比曼生物科技（上海）有限公司承担2项，上海爱萨尔生物科技公司承担3项，华夏源（上海）细胞基因工程股份有限公司、上海莱馥医疗科技有限公司、上海赛傲生物技术有限公司各承担1项。上海较大的干细胞公司还包括：原能细胞科技集团、上海安集协康生物技术股份有限公司等。上海在干细胞研究与转化后备人才培养、基础-临床贯通和多中心临床研究等方面具有先天的优势；上海的包容性和国际化以及管理上的规范性，决定了可以在上海形成市级、国家和国际三个层面的协同创新体，围绕重大临床问题，协同攻关。

政策推进方面，2019年3月上海市人民政府发布的《关于贯彻〈关于支持自由贸易试验区深化改革创新若干措施〉实施方案》的通知中，针对推动干细胞技术及产业发展推出了三条全新政策，具体包括：浦东新区医疗机构可根据自身的技术能力，按照有关规定开展干细胞临床前沿医疗技术研究项目；支持在上海自贸试验区（自由贸易试验区）建设干细胞生产中心、干细胞质检服务平台和国家干细胞转化资源库、国家干细胞临床研究功能平台，完善干细胞研究者和受试者保护机制；拓展张江跨境科创监管服务中心功能，建立干细胞产品快速审查通道，对国外上市的干细胞产品经快速审查通道批准后可先行开展临床研究。2019 年 12 月，上海市多部委联合印发的《关于加强本市医疗卫生机构临床研究支持生物医药产业发展的实施方案》也进一步明确，要推动和优化新型个体化生物治疗技术的临床应用管理，相关政策为干细胞技术进一步向产业化推进创造了有利条件。

二、劣势分析

配套支撑方面，围绕干细胞产业链的配套支撑还存在很多薄弱环节。一方面，本市干细胞产业缺乏国内企业高品质试剂（例如干细胞采集与存储所需专用的保存液、消化酶、培养基）和仪器（例如流式细胞仪、血细胞分离机等）的配套供给保障，产业链前端试剂和仪器仍然主要依赖于进口，赛默飞世尔（Thermo Fisher）、贝克曼（Beckman）、GE 医疗（GE Healthcare）等国外厂商几乎实现了产业链前端设备和试剂的全覆盖，因此干细胞产业面临着产业链前端的“卡脖子”问题。另一方面，目前产业链中唯一实现商业化的产业链上游细胞采集存储环节缺乏统一规范的存储标准，市场上各类细胞存储库规模和质量都参差不齐，在细胞存储质量和资源配置利用方面和国外细胞库相比还有较大的差距，难以为临床应用提供稳定、安全、规模化的细胞供给。

技术进展方面，中游干细胞移植和干细胞药物的开发是整个产业的核心，而上海乃至整个国内在干细胞领域仍主要处于技术跟随状态，因此在国际竞争中还缺乏具有影响力的技术源头和拳头产品。目前虽然多项间充质干细胞（MSC）研究成果在临床研究中已经取得了较好进展，但是对干细胞离体扩增速度、变异性的调控及干性的维持等不可控因素仍然存在诸多研发瓶颈，同时目前仍然没有有效的生物标志物被用于成人供体干细胞质量的前瞻性筛选，因此基于干细胞的药物筛选模型还有待进一步开发，治疗效力的可变性和不可评估性限制了相关技术的进一步发展。因此除了造血干细胞之外，大部分干细胞技术目前还处于探索阶段。

转化瓶颈方面，尽管多项上海干细胞基础研究处于国际领先水平，但目前本市还没有干细胞与再生医学前沿成果真正实现临床上的转化应用，要实现临床研究向临床应用转化，还有很多瓶颈尚待突破。鉴于目前针对干细胞临床研究和产品研发的监管文件均以办法、指南、原则为主，还未上升到立法阶段，缺乏可操作性，且也没有出台干细胞药物和治疗的具体收费标准，本地企业投入研发的积极性不高，投入主体有限，相关的风险投资也都处于观望状态。此外，由于干细胞产业具备多学科高度综合的特点，需要包括分子生物学、药学、生物工程、临床医学等多学科高层次人才的跨学科合作，目前行业存在较高人才壁垒，干细胞领域的高端临床研究与转化人才还相对缺乏。

三、机遇分析

市场价值方面，目前干细胞技术作为一种新兴的革命性治疗手段其发展前景已经获得全面认可。以临床应用为宗旨的干细胞基础与转化研究已经成为未来生物医学发展的重点和社会经济发展的新增长点，也是上海打造具有全球影响力的生物医药产业高地和创新策源高地的重要内容。近年来伴随我国一系列细胞制剂临床研究管理制度和规范的出台，上海已经有 18 项干细胞临床研究项目进行了备案，如果顺利实现转化，将带来巨大的市场价值。2019 年 11 月，国家发展和改革委员会正式发布了《产业结构调整指导目录（2019 年本）》（自 2020 年 1 月 1 日起施行）。与 2011 年版和 2016 年版目录相比，细胞治疗药物等首次被加入鼓励类目录。我国有 2.4 亿心血管疾病患者、1.14 亿糖尿病患者、9 400 万阿尔茨海默病患者以及 1 460 万血液肿瘤患者正期待从以细胞治疗等为代表的新兴治疗手段中获益。预计到 2025 年，除造血干细胞移植以外的创新干细胞治疗产品市场规模或将达到 137.2 亿美元。

社会效益方面，随着工业化、城镇化、人口老龄化以及人民群众生活方式的快速变迁，传染病、寄生虫病占主导地位的疾病谱已经被心脑血管病、恶性肿瘤等慢性非传染性疾病取代，慢性病成为维护和促进健康的新挑战，是当前威胁人民健康、导致医疗费过度增长、损害劳动力素质的主要原因。《“健康中国 2030”规划纲要》把人民健康放在优先发展的战略地位，提出要推动健康科技创新，构建生物医药创新体系。目前我国 60 岁及以上人口为 26 402 万人，占总人口的比重达到 18.70%，预计到 2050 年这个数字还将翻一番。“十四五”期间，传统化学药物已经不能满足慢性疾病防治的需求，干细胞表现出的免疫调节、细胞及组织再生能力在对抗威胁中国人民健康的慢性病防治方面大有作为。因此以临床应用为导向的干细胞基础与转化研究有望成为人类健康的福音，围绕重大疾病、慢性疾病的治疗产生巨大的社会价值。依托上海医疗中心的优势，有望通过干细胞治疗这类和临床密切结合的领域打造未来城市发展亮点，以干细胞疗法发展的关键时间节点为契机推动未来生命健康产业发生颠覆性革命，形成精准化评估、规范化生产、个体化治疗的新兴医疗模式，打造具有上海特色的医药产业和医疗服务品牌。

四、挑战分析

国内压力方面，国内北京、广州、深圳、河北、云南、海南多个地方政府都相继发文，鼓励支持当地医疗机构和企业开展干细胞相关研究，在各种利好的政策环境下，也给上海干细胞产业传统优势的保持带来无形的压力。临床试验承载机构方面，截至 2022 年 2 月，上海市开展的 10 123 项临床试验共涉及53家临床试验机构，其中复旦大学附属中山医院（738项）数量最多，与国内领先机构如四川大学华西医院（2 718项）存在差距。国家批准的干细胞临床机构按照数量排名前三位分别是北京（共19家）、广东（共15家）、上海（共15家），如今广东相关机构和企业在干细胞领域研发的活跃度已经与上海不分伯仲。对于干细胞产业的投入广东则远远超过上海（广州市每年围绕干细胞研究的投入高达几个亿，而上海每年的相应投入已公开支持项目仅有几千万），深圳更是把生物医药产业作为未来发展的重点方向，2020年3月3日，深圳市发展和改革委员会连续发布了《深圳市促进生物医药产业集聚发展的指导意见》《深圳市生物医药产业集聚发展实施方案（2020—2025年）》《深圳市生物医药产业发展行动计划（2020—2025年）》和《深圳市促进生物医药产业集聚发展的若干措施》等政策文件，这些都对上海干细胞产业的发展形成了更大的压力。

国外竞争方面，国际上目前已经有十余款干细胞产品上市，国内治疗技术的产业化方面相对滞后。而国外公司已经看到中国干细胞治疗市场的巨大潜力，凭借自身的先发优势和市场化的能力已经开展了相应的布局，试图在产业发展早期能够抢占国内市场。美国Neo Stem公司在国内实施干细胞治疗方面的收购和合作计划。这也说明中国的干细胞业务已经成为很多国外公司发展的战略重点之一，来自跨国企业的竞争给本土干细胞企业带来了巨大的生存压力（图5-1）。

优势（S）

临床条件： 丰富临床资源和病源数据，已经具备一批机构和成果

产业基础： “上海张江国家自主示范区干细胞转化医学产业基地”、企业集聚形成专业化产业

政策推进：《关于贯彻〈关于支持自由贸易试验区深化改革创新若干措施〉实施方案》《关于加强本市医疗卫生机构临床研究支持生物医药产业发展的实施方案》等

劣势（W）

配套支撑： 产业链前端试剂和仪器缺少国内供给保障，产业链上游存储环节缺乏统一规范的存储标准

技术进展： 缺乏具有影响力的技术源头和拳头产品，对干细胞离体扩增速度、变异性的调控及干性的维持等不可控因素仍然存在诸多研发瓶颈

转化瓶颈： 企业投入积极性不高，高端临床转化人才缺乏

机遇（O）

市场前景： 有望成为未来经济增长点并带动相关产业发展，是上海打造具有全球影响力的生物医药产业高地和创新策源高地的重点内容

社会效益： 通过疾病治疗带来巨大社会价值，打造城市发展亮点

形成精准化评估、规范化生产、个体化治疗新兴医疗模式，打造医药产业和医疗服务品牌

挑战（T）

国内压力： 北京、广州、深圳、河北、云南、海南多个地方政策优势带来的压力，广东研发活跃度和投入远超上海

国外竞争： 国际上已经有十余款干细胞产品上市，国内产业化相对滞后

国外公司已经在中国市场开展布局，给本土企业带来巨大生存压力

图 5-1　上海干细胞产业发展的战略环境分析

第二节　上海干细胞产业发展基础条件

一、支持政策

随着全球干细胞产业的快速发展，细胞治疗及其临床转化成为我国的重大课题，国内地方层面也陆续颁布了鼓励和支持干细胞产业发展的政策文件，其中上海分别从地方战略规划层面、产业推进层面和先行先试层面发布了一系列的支持政策。通过各委办局不断细化的政策出台，上海已具备干细胞与再生医学技术临床转化的政策土壤。

在地方战略规划层面，2018 年 4 月，上海市人民政府发布的《"健康上海 2030"规划纲要》专门提出，要加快面议细胞治疗、干细胞治疗、基因治疗相关技术临床和产业化研究，发展干细胞与再生医学等前沿技术。同月，上海市卫生和计划生育委员会发布了《上海市医学科技创新发展"十三五"规划》，进一步明确了要加强精准医学技术研究，加快干细胞与再生医学等精准医学领域发展，更好发挥科技创新对提高全民健康水平和促进健康产业发展的支撑作用。2018 年 12 月，上海市人民政府发布的《促进上海市生物医药产业高质量发展行动方案（2018—2020 年）》又再一次强调要将干细胞与再生医学作为重要方向。

在地方产业推进层面，上海市人民政府于 2018 年 7 月发布了《关于推进本市健康服务业高质量发展加快建设一流医学中心城市的若干意见》，其中明确提出，要推动新型个体化生物治疗产品标准规范化应用，打造免疫细胞治疗、干细胞治疗和基因检测产业集群。同年9月，上海市卫生和计划生育委员会发布了《关于开展协同创新集群征集的通知》，其中明确的重点方向之一就是围绕重大疾病的干细胞治疗进行应用基础研究、临床前研究、临床和转化医学研究一体化设计。2019年8月，上海市人民政府在《上海市新一轮服务业扩大开放若干举措》中明确，允许外商投资人体干细胞、基因诊断与治疗技术，进一步推动了干细胞的市场化。除了政策推动，上海市充分强化张江科学城科创策源优势，设立张江细胞产业园，规划面积1.5平方公里，将围绕细胞治疗、基因治疗等做强产业基础研究、科技研发、项目产业化的集聚与布局，强化细胞全产业生态圈建设，预计到2025年末，细胞治疗相关产值将超过50亿元。

在地方先行先试层面，上海市人民政府2019年3月在《本市贯彻〈关于支持自由贸易试验区深化改革创新若干措施〉实施方案》针对干细胞技术及产业发展推出三条全新政策。一是浦东新区医疗机构可根据自身的技术能力，按照有关规定开展干细胞临床前沿医疗技术研究项目；二是支持在上海自贸试验区建设干细胞生产中心、干细胞质检服务平台和国家干细胞资源库、国家干细胞临床研究功能平台，完善干细胞研究者和受试者保护机制；三是拓展张江跨境科创监管服务中心功能，建立干细胞快速审查通道，对国外上市的干细胞产品快速审查批准后可先行开展临床研究。详见表5-1。

表 5-1　近期上海地方层面支持干细胞产业发展的相关政策

政策列表	主要内容	发布部门	发布时间
《关于促进上海医学科技创新发展的实施意见》	将以干细胞治疗为核心的再生医学称为第三种治疗途径	上海市卫生和计划生育委员会	2017 年 1 月
《上海市医学科技创新发展“十三五”规划》	明确要加强精准医学技术研究，加快干细胞与再生医学等精准医学领域发展	上海市卫生和计划生育委员会	2017 年 4 月
《“健康上海 2030”规划纲要》	提出要加快免疫细胞治疗、干细胞治疗、基因治疗相关技术临床和产业化研究	上海市人民政府	2018 年 4 月
《上海市人民政府关于推进本市健康服务业提高质量发展加快建设一流医学中心城市的若干意见》	明确提出推动新型个体化生物治疗产品规范化应用，打造细胞治疗产业集群	上海市人民政府	2018 年 7 月
《关于开展协同创新集群征集的通知》	明确将围绕重大疾病的干细胞治疗，进行基础研究、临床前研究、临床和转化医学研究一体化设计作为重点方向之一	上海市卫生和计划生育委员会	2018 年 9 月
《促进上海市生物医药产业高质量发展行动方案（2018—2020 年）》	全力支持在沪各类机构发展壮大，聚焦干细胞与再生医学等热点方向	上海市人民政府	2018 年 12 月
《本市贯彻〈关于支持自由贸易试验区深化改革创新若干措施〉实施方案》	从临床前沿研究项目开展、平台资源建设和监管服务三个方面提出上海自由贸易区干细胞技术与产业发展的先行先试政策	上海市人民政府	2019 年 3 月

续表

政策列表	主要内容	发布部门	发布时间
《上海市新一轮服务业扩大开放若干措施》	允许外商投资人体干细胞、基因诊断与治疗技术开发和应用	中国共产党上海市委员会、上海市人民政府	2019年8月
《关于加强本市医疗卫生机构临床研究支持生物医药产业发展的实施方案》	推动和优化新型个体化生物治疗技术的临床应用管理	上海市卫生健康委员会	2019年12月
《上海市2020年度“科技创新行动计划”基础研究领域项目申报指南》	将“干细胞移植后在人体内命运示踪技术”列为重点方向之一	上海市科学技术委员会	2020年5月
《上海市人民政府办公厅关于促进本市生物医药产业高质量发展的若干意见》	支持药品领域，主要包括抗体药物、新型疫苗、基因治疗、细胞治疗等高端生物制品，创新化学药及高端制剂	上海市人民政府办公厅	2021年5月
《对市十五届人大五次会议第0255号代表建议的答复》	上海市相关委办局将在市生物医药产业发展领导小组的领导框架下，聚焦细胞治疗集中发力、渐序推进，加强细胞治疗核心关键共性技术的研发，开展全产业链培育和全链条监管的集成创新，力争在药品、医疗技术和研究者发起的临床研究等方面率先突破。上海市药品监管局高度关注包括干细胞药物在内的国际前沿创新药物研发进程	上海市药品监督管理局	2021年5月

续表

政策列表	主要内容	发布部门	发布时间
《上海市战略性新兴产业和先导产业发展“十四五”规划》	推动基因编辑、拼装、重组等技术发展，构建可生产药物、化学品、天然产物、生物能源的细胞工厂，推动合成生物学技术工业应用。深化体细胞重编程、人工组织器官构建等技术研发，推动干细胞修复病理损伤、组织器官再生等细胞技术临床应用。围绕新靶标、新位点、新机制、新分子实体，重点发展抗体药物、新型疫苗、基因治疗、细胞治疗等高端生物制品，靶向化学药及新型制剂，现代中药等	上海市人民政府办公厅	2021 年 6 月
《上海市先进制造业发展“十四五”规划》	聚焦脑科学、基因编辑、合成生物学、细胞治疗、干细胞与再生医学等前沿生物领域，开展重大科技攻关，推进关键原材料、高端原辅料、重要制药设备及耗材、精密科研仪器等装备和材料的研发创新	上海市人民政府办公厅	2021 年 7 月
《上海市建设具有全球影响力的科技创新中心“十四五”规划》	推进干细胞与再生医学前沿重大科学问题与关键技术取得突破，打造干细胞再生医学中心及相关新兴技术产业集群	上海市人民政府	2021 年 9 月
《上海市浦东新区促进张江生物医药产业创新高地建设规定（草案）》（征求意见稿）	上海市、浦东新区人民政府应当将促进人体细胞和基因产业发展纳入生物医药产业发展协调促进机制，在风险可控的前提下，支持符合条件的多元化投资主体开展人体细胞、基因技术研发和产业化进程。上海市和浦东新区科技、卫生健康等部门应当强化对浦东新区生物医药企业开展人体细胞、基因技术开发和应用的监管，加强风险管控	上海市人民代表大会常务委员会	2021 年 12 月
《上海市浦东新区生物医药产业高质量发展行动方案（2022—2024 年）》	宣介了浦东在加快引领区建设的背景下，在扶持加快打造世界级生物医药产业集群上的政策及空间布局	上海市浦东新区人民政府	2022 年 1 月

二、平台载体

经过多年的发展，上海围绕干细胞领域已经形成了相应的技术研发平台和同行交流平台。

不断完备的技术研发平台。2018 年，同济大学联合复旦大学、上海交通大学、海军军医大学、中国科学院上海生命科学研究院等多家机构共同申报的“干细胞与转化”学科被纳入“上海高校Ⅳ类高峰学科建设”项目（项目经费支持 5 000 万元）。同年，由上海交通大学医学院附属瑞金医院、复旦大学附属华山医院、上海交通大学医学院附属上海市第九人民医院、同济大学附属东方医院联合申报的上海市卫生健康委员会再生医学与干细胞研究协同创新集群项目“重大疾病的干细胞治疗研发与临床转化体系建立”正式获批（项目支持经费 5 000 万元）。同年，同济大学附属东方医院获批“张江国家自主创新示范区干细胞战略库与干细胞技术临床转化平台”（张江管理委员会两期支持干细胞产业发展经费合计 2.25 亿元）。2019 年，以同济大学为依托的“国家干细胞转化资源库”成功入选国家科技资源共享服务平台，成为我国批准建设的两家干细胞资源库之一。2019 年 7 月 3 日，“上海市干细胞临床诊疗工程研究中心”成为上海市发展和改革委员会批复的首批 12 家工程研究中心之一。

不断壮大的同行交流平台。2013 年同济大学附属东方医院联合本市致力于从事干细胞领域研究开发、临床转化和产业布局的高校、科研院所、企业共同组建了“上海干细胞产业联盟”，旨在通过产、研、医的优势互补，共同推进产业关键技术突破、行业标准制定，加速技术的推广和产业化实现。目前联盟成员单位已经覆盖了干细胞全产业链，数量有80余家。2018年，同济大学附属东方医院发起了“长三角干细胞产业联盟”成立倡议，致力于在长三角区域范围内形成协同合力，共同推动产业发展。专业性、非营利性服务型利益共同体的搭建有效和直接地推进了上海干细胞产业领域的分工和合作，并且形成了高效的信息互通渠道。2020年，同济大学附属东方医院筹备成立“中国干细胞产业联盟”，联盟筹备小组收到会员单位申请116家，覆盖全国27个省（区、市），其中发起单位31家，虽因疫情原因推迟了成立大会的召开，但联盟的成立将起到推动上海辐射全国干细胞产业发展的作用。

三、研究与产业化进展

从干细胞基础研究来看，干细胞基础研究在上海起步较早，依托中国科学院上海生物科学研究院建立的全国第一个干细胞重点实验室，中国科学院干细胞生物学重点实验室以解决临床细胞治疗的重要问题为导向，开展了干细胞建系、全能性维持与调节的分子机制研究、免疫调控研究，以及干细胞向神经、心肌、骨等细胞的定向分化研究，发挥临床研究平台和团队优势，集中力量解决干细胞研究领域中的重大科学问题和临床医学问题，取得了若干重大进展。2011 年，中国科学院上海生命科学院生化细胞所惠利健团队成功将小鼠皮肤成纤维细胞转分化为肝细胞，成果在《自然》杂志上发表，荣获得当年中国科学十大进展；2016 年初，中国科学院团队又完成了第一例基于转分化肝细胞的生物人工肝临床治疗试验；相关项目正进一步与同济大学附属东方医院合作，希望临床上实现对人类重症肝病的治疗。此外，复旦大学、上海交通大学、同济大学、海军军医大学相关团队围绕干细胞的基础研究方面都有涉及。截至 2021 年 12 月，上海获得国家重点研发计划“干细胞及转化研究”重点专项 40 项，总数占全国的 1/4。

从干细胞临床研究来看，目前国内共有 133 家医疗机构通过国家干细胞临床研究机构备案，这些机构完成备案的干细胞临床研究项目有 122 项，上海现有干细胞临床研究备案机构 15 家，共完成 19 项干细胞临床研究项目备案，备案项目数排全国第一。其中包括上海交通大学附属仁济医院的“异体脂肪来源间充质祖细胞治疗膝骨关节炎的临床研究”“脐带间充质干细胞治疗视神经脊髓炎谱系疾病的前瞻性多中心随机对照研究”“人源性神经干细胞治疗缺血性卒中的单中心随机对照研究”；同济大学附属东方医院的“人自体支气管基底层细胞治疗间质性肺病临床研究”“人脐带间充质干细胞治疗心衰的临床研究”“脐带间充质干细胞治疗 2 型糖尿病肾病的多中心临床研究”“人羊膜上皮干细胞定向移植治疗帕金森病的临床研究”；上海交通大学医学院附属第九人民医院的“应用新型干细胞过滤富集器快速制备活性生物材料植骨与自体骨移植进行骨修复的随机、对照临床研究”“自体骨髓干细胞技术重建下鼻甲改善空鼻综合征的研究”；上海市同济医院的“人源神经干细胞治疗早发型帕金森病伴运动并发症的安全性与初步有效性评价”等多个临床项目。

四、发展需求

上海是全国最早进入人口老龄化的城市之一。据有关数据统计 2020 年上海 60 岁以上户籍老年人口已经达到达 530 余万，老龄化程度达到 36%，上海在保障全民健康方面面临着巨大挑战。我国每年需要肝、肾等器官移植的患者高达 300 万以上，然而得到组织相容供体器官并有效治疗的患者不足 1%。而阿尔茨海默病、帕金森病、视网膜变性、心力衰竭等严重危害人民群众健康的重大疾病，疾病发生机制尚不明确，常规的内外科治疗大多效果不佳，基于细胞、组织或器官的替代治疗便成为有望根治这些疾病的最佳选择。干细胞与再生医学研究成果有望直接造福于那些患有几乎被视为“绝症”的疾病患者，从提高全民健康水平、促进社会稳定的角度意义重大，预计到 2025 年可实现 1 000 亿元以上的产业规模，是新常态下创新驱动的必然需求。

从整体上看，发展干细胞与再生医学是上海贯彻落实

"健康中国2030"等国家战略、建设卓越全球城市、建设全球科创中心、落实上海科技"25条"、把握经济发展新常态、推进长三角一体化建设、推进国家机构改革和"放管服"改革等七大方面的必然需求。亟需通过加强顶层设计，推动"干细胞基础研究—技术及产品开发—临床应用转化"全创新链的战略部署，强化政策引导，带动社会和基金投资共同打造干细胞产业链，服务国民健康并促进健康产业发展。

第三节　上海干细胞产业发展瓶颈问题

随着干细胞领域技术的发展，越来越多的上海企业加入干细胞医疗行业。目前，围绕上游干细胞采集存储、中游干细胞技术及药物研发、下游临床应用（移植与治疗）以及与其他产业结合的产业链已经基本形成，然而目前产业化还存在诸多瓶颈制约。

一、上游采集存储还缺乏标准性的体系支撑

产业链上游的干细胞采集与存储是干细胞最基础、最前端的业务，也是目前资本积聚最多的环节。细胞存储相对来说技术要求较低，但是不同的细胞来源、细胞代次、处理方法、给药剂量、给药途径、临床方案等因素，都可能产生不同的治疗效果和治疗风险。欧美国家针对干细胞存储已经形

成了一系列统一的行业标准。美国几乎所有的干细胞库都需要通过美国血库协会（American Association of Blood Banks，AABB）标准的认证，而针对血液制品的质量检验，美国有病理学家协会（College of American Pathologist，CAP）标准，国际上则有公认的血清学参考实验室（National Serology Reference Laboratory，NRL）标准予以规范。但由于国内目前针对干细胞产品仍然缺乏统一的行业标准，本市各类细胞存储库质量和规模参差不齐，尚未形成能够支撑整个产业发展的标准体系。

二、中游技术开发还缺乏引领性的产品成果

中游的干细胞技术开发与药物研发企业是创新链条的核心环节。虽然近年来在国家和本市相关政策推动下，上海不仅建立了国家干细胞产品产业化基地，即华东研发基地，围绕各类产品的研发也进展迅速，然而基于干细胞技术和产品开发往往需要较长的周期、大量的经费投入，并且存在较大的创新风险，在政策不明朗的情况下，缺乏有效的经费来源往往导致本地企业创新动力不足。相比之下，国外干细胞产业有相对完善的风险投资体系支撑，除了政府资助，还有其他企业和私人的资金支持。美国辉瑞公司就曾向 EyeCyte 公司投资 300 万美元，支持其开展干细胞研究。所以总体上，上海干细胞产业化水平虽然处于全国领先，但相比美国、日本、韩国等国还有较大差距，临床级干细胞药物大多处于在

研状态，且尚缺乏有引领意义的研究成果和龙头企业。

三、下游临床应用还缺乏共识性的推动策略

下游的干细胞治疗临床研究及应用范围广泛，也是干细胞产业链亟待突破的关键环节。由于干细胞制剂与一般的生物制品不同，最终制品不是某单一物质，而是具有生物学效应的活细胞，其制备过程包括筛选、采集、细胞分离、检测、制剂化、保存和运输等多个环节，任何一个步骤的操作偏差都会导致细胞活性异常，从而在实际应用中可能引起医疗事故，甚至危及患者的生命安全，因此本市主要医疗机构围绕下一步如何推进干细胞的临床应用还未形成共识性策略。此外，干细胞制备和转化应用的技术标准和操作规程的建立是制约相关技术向产业转化的关键，而当前不同研究机构和医院的技术标准和治疗方案都没有一致性、可比性和可重复性，同时大规模市场化应用仍处于探索阶段，缺乏对疾病具有可推广或能够形成产业化价值的成果。

第六章

其他各省市干细胞产业发展现状

第一节 发展现状

一、政策支持

（一）海南博鳌

2013年2月末，国务院正式批准设立海南博鳌乐城国际医疗旅游先行区，并给予其多项政策优惠。其中同意先行区先行先试政策措施中的第二条和干细胞临床研究直接相关，即按照医疗技术临床应用管理办法和医疗技术临床研究有关规定实施医疗技术准入。先行区可根据自身的技术能力，申报开展干细胞临床研究等前沿医疗技术研究项目。

2020年8月7日，海南省卫生健康委员会联合海南省药品监督管理局、博鳌乐城国际医疗旅游先行区管理委员会，在经过多次院士专家团队评审后，正式批准设立海南省干细胞工程中心。该中心立足博鳌、面向海南、辐射全国，以人类重大难治性疾病诊疗和健康促进为导向，聚焦干细胞和免疫细胞临床研究及转化应用，致力于建成国内领先、国际一流的干细胞临床研究及转化应用平台。

截至 2022 年 2 月，博鳌乐城先行区内共有 9 家医疗卫生机构已经开业或处于试运营阶段，其中有 1 家医疗中心、3 家医院与干细胞相关。详见表 6-1 ~ 表 6-3。

（二）天津

2002 年 4 月，国家科技部正式批准天津建立“国家干细胞工程技术研究中心”。该中心依托中国医学科学院血液学研究所。近年来，天津市对细胞相关产业发展愈发重视，支持政策相继出台。2018 年出台的《天津市生物医药产业发展三年行动计划（2018—2020 年）》更是将细胞产业作为实施生物制药研发转化产业化工程的重要内容，明确提出支持开展干细胞临床研究、干细胞药物和再生医学的开发和应用，并在医疗生物资源收集与储存方面鼓励进一步的开放，此外，支持建设干细胞存储中心。

2019 年 9 月，天津市滨海新区人民政府出台《滨海新区细胞产业技术创新行动方案》，将打造京津冀特色“细胞谷”，建成具有国际影响力的细胞技术研发转化基地和产业创新中心。并从提升创新能力、提升临床医学研究水平、强化质量控制、建设公共服务平台、促进孵化转化和产业化以及加强伦理安全等多方面制定了重点任务。

表 6-1 海南省干细胞发展相关政策情况

时间	政策名称	主要相关内容
2015 年 9 月	《关于印发海南省促进健康服务业发展实施方案（2015—2020 年）的通知》	积极开展干细胞临床研究等前沿医疗技术研究项目
2015 年 11 月	《海南省人民政府办公厅关于进一步支持和引导社会办医的意见的通知》	优先支持社会资本、境外资本在博鳌乐城国际医疗旅游先行区举办医疗机构，并开展干细胞临床研究等前沿医疗技术研究项目
2018 年 3 月	《海南省卫生和计划生育委员会办公室关于印发 2018 年海南省卫生计生科教工作要点的通知》	一、狠抓落实，积极推动省政府重点工作落地 （五）加快推进乐城先行区出台生物医学前沿技术临床研究与转化实施意见，推动干细胞等前沿技术临床研究与转化应用 二、加强医教协同，深化医学人才培养改革 （十四）加强医疗新技术评估管理和适宜技术推广。组织开展干细胞临床研究机构评估督导和专项检查
2018 年 6 月	《中国（海南）自由贸易试验区总体方案》	支持开展干细胞临床前沿医疗技术研究项目

续表

时间	政策名称	主要相关内容
2019年1月	《海南省人民政府关于印发海南省健康产业发展规划（2019—2025年）的通知》	四、重点领域 （三）促进健康制造业做大做强 1. 以生物药和制剂为重点，推动医药产业高水平发展。探索开展干细胞临床前沿医疗技术研究，发展生物药、化学药新品种、优质中药、医疗器械、新型辅料耗材 六、支撑保障 （一）全面落实“国九条”，进一步加大先行区改革创新力度。鼓励开展干细胞等临床前沿医疗技术研究项目和成果转移转化
2020年6月	《海南自由贸易港博鳌乐城国际医疗旅游先行区条例》	先行区医疗机构可以在先行区进行干细胞等新技术研究和转化应用
2021年1月	《海南省关于支持重大新药创制国家科技重大专项成果转移转化的若干意见》	支持在博鳌乐城先行区按照《海南博鳌乐城国际医疗旅游先行区干细胞医疗技术临床研究与转化应用暂行规定》申报开展干细胞临床研究和转化应用；支持建设具备细胞制备、质控质检、评价能力的公共服务平台

表 6-2 博鳌乐城国际医疗旅游先行区干细胞相关医疗机构

名称	成立时间	总投资	规模	科室设置
海南博鳌瑞达麦迪赛尔国际医疗中心	2017 年 3 月	约 4 亿元	建筑面积 26 841m^2，设置床位 200 余张	肿瘤精准医疗中心、体检中心、机体抗衰中心、医疗美容中心、细胞研发制备中心
海南新生泉国际细胞治疗医院	2017 年 9 月	约 4.65 亿元	占地 25 亩，整体获批床位 100 张，已建设成为干细胞专科医院	内科、肿瘤科、急诊医学科、整形外科、妇科、儿科、耳鼻喉科、口腔科、眼科、皮肤科、医疗美容科、麻醉科、康复医学科、老年病科、医学检验科、医学影像科、输血科
中国干细胞集团海南博鳌附属干细胞医院	2018 年 7 月	一期主要建设干细胞医院，二期主要建设干细胞研究基地，总投资约为 5.4 亿元	总建筑面积 26 560m^2，业务用房 21 375m^2。设有 100 个百级无菌层流病房，每年可完成造血干细胞移植超过 1 000 例，是全球规模最大、技术最先进的干细胞医院	内科（包括亚专科及干细胞的应用）、外科、妇产科、儿科、皮肤科、口腔科、血液科、整形美容科、心功能科、影像学科、内镜检查科、麻醉科
海南启研干细胞抗衰老医院	2019 年 9 月	约 2 亿元	占地 18 000m^2	内科、内分泌科、外科、妇产科（妇产专业）、医疗美容科、麻醉科、医学检验科（临床体液、血液专业）、医学影像科（超声诊断专业）、中医科、细胞存储库

表 6-3　海南省干细胞工程中心主要情况

类型	主要内容
总体方针	特区先行、专家决策、政府监管、一票否决
操作创新	岛外支援岛内、全面培训培育、持续滚动申报、全程监管核查
准入原则	符合机构备案条件、使用经过中国食品药品检定研究院质量复核的细胞、联合项目备案团队
技术支撑	同济大学附属东方医院、上海干细胞临床转化研究院、国家干细胞转化资源库临床库
技术体系	干细胞制剂制备、质检质控、资源存储、临床研究及转化应用
服务内容	决策咨询、技术培训、资源定制、质量检测、资源存储、临床研究及转化应用等全产业链一体化服务

该方案尤其提出打造政策创新先行区，要争取国家级试点政策。在制定细胞存储、制备、应用各环节技术指南和评价标准的基础上，尝试细胞治疗的“风险分级，准入分类”管理，探索建立在孤儿药原则、同情使用原则下的细胞治疗监管政策体系。同时，提出在多个方面向国家相关部委争取政策，以实现细胞治疗监管政策突破（表 6-4）。

表 6-4　天津滨海新区细胞产业发展争取国家政策内容

序号	争取政策内容
1	对于低风险、同源使用的自体细胞治疗申请在新区内作为医疗技术准入，可以开展收费的临床应用
2	对于按照药品注册的细胞治疗产品，允许在孤儿药原则和同情使用原则下，参照欧盟医院豁免制度，在新区内定点医疗机构应用于特定的患者，允许成本性收费
3	对于已获得新药临床试验默许的细胞治疗产品，允许在新区内定点医疗机构开展临床研究，允许成本性收费
4	国外已批准上市的细胞治疗产品和医疗器械在新区内指定医疗机构试点使用，允许成本性收费
5	允许具有境外职业资格的医疗领域符合条件的专业人才经备案后，在新区提供服务，其在境外的从业经历可视同国内从业经历

2021 年 7 月 12 日，中国（天津）自由贸易试验区管理委员会发布《关于同意在国家干细胞工程产品产业化基地建设中国（天津）自由贸易试验区联动创新示范基地的批复》，同意在国家干细胞工程产品产业化基地建设中国（天津）自由贸易试验区联动创新示范基地，以中国医学科学院血液病医院（中国医学科学院血液学研究所）、中源协和细胞基因工程股份公司、合源生物科技（天津）有限公司、天津和创生物技术有限公司为主体，探索开展基因与细胞治疗试点，探索在细胞治疗临床试验同情用药，按照医疗技术准入开展临床收费应用等方面实现突破，试点期为自批复之日起 3 年。

（三）云南昆明

2019 年 12 月，昆明市出台了《昆明市大健康产业发展规划（2019—2030 年）》。该规划提出到 2025 年，计划建成一批干细胞数据库，重点建设一批干细胞与再生医学中心。围绕“干细胞和再生医学产业集群”设置专栏规划（16 个专栏之一），以明确发展目标、主要举措和重点支撑。在布局方面，计划建设昆明高新区细胞产业集群创新园，推进干细胞与再生医学产业集群建设及有关医疗、检测等服务业的发展。在健康旅游方面，发展干细胞治疗等高端特色医疗。在研发服务平台方面，支持建设干细胞科研平台。在财税金融扶持方面，要发挥昆明市产业发展股权投资基金的作用，支持干细胞和再生医学等领域发展。在强化产业有效审慎监管方面，研究干细胞和再生医学相关产品、技术等前沿生命科学试验的突破性政策需求和实施方案。详见表 6-5。

表 6-5　昆明高新细胞产业平台建设内容

企业	主要任务
云南省细胞工程中心有限公司	重点建设“细胞存储技术中心”“细胞制备技术中心”“细胞质量检测评价中心”“细胞技术转移转化中心”“免疫治疗研究中心”“干细胞人才培训基地”“细胞科普教育基地”等产业、科研、教学平台
云南新生命干细胞有限公司	建设完善“云南多民族干细胞资源库”
云南舜喜再生医学工程有限公司	引入世界前沿的干细胞基础研究成果并开展应用转化研究，争取在系统性红斑狼疮、肺纤维化细胞治疗技术研究应用等方面实现突破
赛德特生物科技开发有限公司等企业	提供细胞产业共享平台服务，为科研机构、临床机构、企业等提供标准化实验试剂、细胞制备、细胞产品检验检测等第三方共享服务

此外，昆明市计划投资 15 亿元，结合社会力量，将昆明高新细胞产业平台作为 10 个新兴技术创新平台之一进行重点推进。

（四）自贸区

截至 2020 年中，18 个自由贸易试验区（自贸区、自贸试验区）已经在我国建立，其中 7 个自贸区建设的总体方案中都涉及干细胞发展的相关内容，以鼓励支持干细胞临床研究。详见表 6-6、表 6-7。

（五）其他

其他许多地区同样在争取临床转化、社会合作、平台建设等方面支持干细胞临床研究工作。

表 6-6　自贸区（除海南省）总体方案干细胞相关内容

时间	地区	政策名称	政策内容
2017 年	河南	《中国（河南）自由贸易试验区总体方案》	自贸试验区内医疗机构按照现行干细胞临床研究规定开展相关工作
2019 年	河北	《中国（河北）自由贸易试验区总体方案》	支持自贸试验区内符合条件的医疗卫生机构，按照有关规定开展干细胞临床前沿医疗技术研究项目，建立项目备案绿色通道
2019 年	云南	《中国（云南）自由贸易试验区总体方案》	自贸试验区内医疗机构可按照规定开展干细胞临床前沿医疗技术研究项目
2019 年	山东	《中国（山东）自由贸易试验区总体方案》	自贸试验区内医疗机构可按有关规定开展干细胞临床前沿医疗技术研究
2019 年	广西	《中国（广西）自由贸易试验区总体方案》	自贸试验区内医疗机构可根据自身的技术能力，按照有关规定开展干细胞临床前沿医疗技术研究项目
2019 年	广东	《支持自由贸易试验区深化改革创新若干措施工作方案》	自贸试验区内医疗机构可根据自身的技术能力，按照有关规定开展干细胞临床前沿医疗技术研究项目

表 6-7　全国部分省市干细胞发展政策梳理

类别	时间	地区	政策名称	政策内容
创新试点 / 临床转化	2017 年	北京	《北京市加快科技创新发展医药健康产业的指导意见》	实现干细胞与再生技术的突破，开发治疗重大疾病的细胞产品
	2018 年	浙江	《浙江省政府关于全面加快科技创新推动高质量发展的若干意见》	开展细胞治疗技术创新发展试点
	2019 年	浙江	《浙江省人民政府办公厅关于加快生命健康科技创新发展的实施意见》	开展干细胞和免疫细胞创新政策试点。针对上游关键零部件、关键试剂和原料的进口需求，在综合保税区、自由贸易试验区等范围开展一站式进出口通关试点
	2019 年	河北	《关于支持生物医药产业高质量发展的若干政策》	1. 加大土地定向供给力度，对干细胞与再生医学等领域的重大生物医药项目，在符合园区规划前提下优先满足用地指标和占补平衡指标 2. 开展干细胞应用研究试点 3. 依法依规开展具有国内领先水平的干细胞治疗、再生医学等临床诊疗新技术、新方法的研究及示范应用，择优列入省级科技计划，给予最高不超过 100 万元省科技专项资金支持

续表

类别	时间	地区	政策名称	政策内容
社会合作	2018年	广东	《广州市支持社会力量提供多层次多样化医疗服务促进社会办医加快发展实施方案》	支持有资质的三甲医院与符合条件的社会力量合作申报和开展干细胞临床研究工作
	2018年	浙江	《浙江省人民政府办公厅关于支持社会力量提供多层次多样化医疗服务的实施意见》	支持社会力量提供干细胞与再生医学等前沿医疗服务
平台建设	2016年	江西	《江西省人民政府关于同意设立上饶国际医疗旅游先行区的批复》	大力推进上饶（国际）干细胞再生医学产学研基地建设
	2016年	广东	《深圳市战略性新兴产业发展“十三五”规划》	重点支持细胞储存、规模化制备和检测体系开发，支持干细胞新药申报，形成覆盖全国的个体化细胞治疗国家级网络平台
	2018年	广东	《广州市促进健康及养老产业发展行动计划（2017—2020年）》	1. 重点支持再生医学与健康实验室、北大冠昊干细胞研究院等高水平创新平台的建设 2. 围绕干细胞及再生医学等重点领域，建设2～3家省新兴产业创新中心，力争1～2家成为国家产业创新中心和国家制造业创新中心

续表

类别	时间	地区	政策名称	政策内容
平台建设	2018年	广东	《广州市生物医药产业创新发展行动方案(2018—2020年)》	支持开展区域细胞制备中心、细胞存储中心建设试点，推动干细胞制品标准化研究，以干细胞治疗心血管系统疾病、糖尿病、神经系统疾病作为突破口，支持研发新型治疗性干细胞技术与制品在重大难治性疾病中的应用
	2018年	安徽	《安徽省人民政府关于印发支持现代医疗和医药产业发展若干政策的通知》	支持干细胞库、转化医学研究中心等重大医疗医药创新发展基础能力建设，对经评审认定的项目，按照关键设备投资的10%予以补助，最高2 000万元
	2018年	天津	《天津市生物医药产业发展三年行动计划(2018—2020年)》	鼓励医疗生物资源收集与储存的进一步开放，开展干细胞存储中心建设，加快细胞产业发展
	2019年	浙江	《浙江省人民政府办公厅关于加快生命健康科技创新发展的实施意见》	1. 建设复旦大学温州研究院，聚焦干细胞等领域打造高端产业化研发平台 2. 建设区域细胞制备中心、干细胞临床研究基地等研发与服务平台
	2019年	云南	《关于加快生物医药产业高质量发展的若干意见》	依托在滇科研机构或有关企业，建设细胞产品制备中心，推动建设细胞产品检测中心，积极开展区域性第三方检测评价服务

二、科研投入

（一）国家层面

2016—2020 年国家重点研发计划“干细胞及转化研究”专项项目共计 136 项，2021 年国家重点研发计划“干细胞研究与器官修复”专项项目共计 30 项，资助金额超过 23.81 亿元。

各地区立项数量和项目总金额均以北京市、上海市和广东省为前三位，三个地区各年项目数量之和占总项目数的 67.7%，各年金额之和占总金额的 73.33%；北京市立项数量 38 项，项目总金额超 8.77 亿元，上海市立项 26 项，总金额近 5.34 亿元，广东省立项 18 项，总金额近 3.34 亿元。详见表 6-8。

表 6-8　2016—2021 年国家重点研发计划“干细胞及转化研究”专项按地区分布情况

地区	项目数	占比	总金额 / 万元	占比 /%
北京	38	31.40%	87 735.00	36.85
上海	26	21.49%	53 383.00	22.42
广东	18	14.88%	33 480.00	14.06
重庆	6	4.96%	5 471.00	2.30
四川	5	4.13%	5 227.00	2.20
浙江	5	4.13%	11 228.00	4.72
湖北	4	3.31%	6 464.00	2.72

续表

地区	项目数	占比	总金额 / 万元	占比 /%
天津	4	3.31%	6 282.00	2.64
江苏	3	2.48%	8 585.00	3.61
山东	2	1.65%	580.00	0.24
云南	2	1.65%	5 686.00	2.39
陕西	2	1.65%	1 534.00	0.64
黑龙江	1	0.83%	2 833.00	1.19
福建	1	0.83%	2 958.00	1.24
河南	1	0.83%	2 685.00	1.13
吉林	1	0.83%	2 941.00	1.24
香港	1	0.83%	545.00	0.23
湖南	1	0.83%	446.00	0.19
合计	121	100.00%	238 063.00	100.00

注：因 2020 年和 2021 年重点研发项目未公示资助金额，故仅统计了 2016—2019 年资助详情

（二）地方情况

2018 年 9 月，广东省科技厅对干细胞研究领域开展专项资助，并按照全链条部署、一体化实施等原则，具体对 3 个专题、12 个项目进行资助，主要涉及干细胞前沿（核心）关键技术、临床转化研究和产品开发等 3 个方面，项目周期为 3 年。详见表 6-9。

表 6-9　广东省干细胞重大专项情况

序号	专题名称	项目名称	支持强度和数量
1	成体干细胞的制备、功能维持和调控研究	神经干细胞的制备、功能维持和调控研究	拟资助 1 500 万元左右，拟支持不超过 5 个项目立项
		心脏干细胞的制备、功能维持和调控研究	
		间充质干细胞的制备、功能维持和调控研究	
		造血干细胞的制备、功能维持和调控研究	
		肝前体 / 干细胞的制备、功能维持和调控研究	
2	干细胞移植后结构追踪、体内功能建立与调控	干细胞移植后结构追踪及评价研究	拟资助 900 万元左右，拟支持不超过 3 个项目立项
		干细胞移植后体内功能建立与调控研究	
		干细胞移植后的临床前研究	
3	干细胞临床研究及安全性、有效性评估	神经疾病的干细胞临床研究及安全性、有效性评估	拟资助 2 000 万元左右，拟支持不超过 4 个项目立项
		血液疾病的干细胞临床研究及安全性、有效性评估	
		免疫疾病的干细胞临床研究及安全性、有效性评估	
		肝脏疾病的干细胞临床研究及安全性、有效性评估	

来源:《广东省重点领域研发计划 2018—2019 年度“精准医学与干细胞（干细胞领域）”重大科技专项项目申报指南》

三、备案机构和项目

截至 2022 年 2 月 28 日，全国临床研究备案机构共

133家（含军队医疗机构22家），临床备案项目共122项。99家备案机构完成了各自（合作）研究项目的备案。备案机构最多的地区为北京市19家，其次为广东省15家、上海市15家；备案项目最多的为广东省21项，其次为上海市19项、北京市10项。详见表6-10。

表6-10　各地区备案机构、备案项目数量情况

地区	备案机构数量	有备案项目的机构数量	备案项目数量
北京	19	7	10
广东	15	14	21
上海	15	10	19
浙江	8	5	7
山东	7	3	6
云南	7	2	2
江苏	6	5	9
湖北	7	7	15
辽宁	4	2	2
河北	4	1	1
重庆	5	0	0
天津	3	1	1
湖南	3	1	7
河南	3	3	5
海南	3	2	2
四川	3	2	4
江西	2	0	0

续表

地区	备案机构数量	有备案项目的机构数量	备案项目数量
吉林	2	1	1
黑龙江	2	1	1
贵州	2	2	2
福建	2	1	2
安徽	2	2	2
新疆	1	0	0
陕西	4	1	1
宁夏	1	0	0
内蒙古	1	1	1
甘肃	2	1	1
合计	133	75	122

四、药物临床试验

（一）国内注册情况

截至2022年2月28日，在中国临床试验注册中心数据库中检索到的干细胞临床试验数量共为577项。其中，北京市、上海市和重庆市居前三位，分别为81项、75项和64项。2015年《干细胞临床研究管理办法（试行）》发布以后，上海市临床试验数量位居第一，为91项，北京市和重庆市紧随其后，分别为83项和64项。详见表6-11。

表 6-11　2015—2022 年中国临床试验注册中心各省份干细胞临床试验注册情况

地区	2015 年	2016 年	2017 年	2018 年	2019 年	2020 年	2021 年	2022 年	合计
上海	0	6	7	11	11	28	13	0	76
北京	4	4	5	12	9	18	18	1	71
重庆	6	17	10	7	8	7	9	4	68
广东	1	3	3	15	6	14	6	2	50
浙江	2	1	1	8	2	8	15	1	38
江苏	1	3	5	6	2	4	10	0	31
湖北	0	1	0	1	7	11	6	1	27
山东	2	0	0	8	3	1	7	1	22
安徽	1	2	0	6	7	0	3	0	19
四川	0	0	0	1	3	3	11	1	19
湖南	2	0	2	2	0	6	3	0	15
天津	0	0	6	0	3	0	6	0	15
广西	0	1	2	2	1	3	4	0	13

续表

地区	2015年	2016年	2017年	2018年	2019年	2020年	2021年	2022年	合计
河南	0	0	0	2	2	3	2	0	9
河北	0	0	1	0	2	2	2	0	7
江西	0	1	0	2	0	2	2	1	7
贵州	0	0	1	0	0	4	1	0	7
新疆	1	1	0	1	2	0	1	0	6
辽宁	1	1	1	1	1	0	0	0	6
陕西	0	1	0	0	1	0	3	0	5
云南	0	0	0	1	0	0	1	0	2
黑龙江	0	0	0	0	0	1	0	1	2
吉林	0	0	0	0	0	0	0	2	2
福建	0	0	0	0	0	0	1	0	1
合计	21	42	44	86	70	115	124	13	577

注：以干细胞为关键词在中国临床试验注册中心进行检索

（二）国际注册情况

检索2015年以后国内重要城市在美国临床试验数据库（ClinicalTrials.gov）中干细胞临床试验的注册情况。结果显示我国各城市干细胞临床试验在全球临床试验注册平台上数量较少，仅有6个城市注册的干细胞临床试验数量超过10项。2015—2021年，在全球临床试验注册平台上注册干细胞临床试验较多的城市为北京、上海和广州，分别为87项、67项和61项。详见表6-12。

表6-12　2015—2021年国内部分城市干细胞临床试验在ClinicalTrials.gov注册情况

地区	2015年	2016年	2017年	2018年	2019年	2020年	2021年	合计
北京	13	8	8	18	9	12	19	87
上海	4	10	2	6	14	18	13	67
广州	10	10	6	12	12	4	7	61
南京	5	4	1	2	2	2	3	19
天津	2	4	2	0	2	2	5	17
重庆	1	2	3	2	2	1	2	13

五、载体

许多地方加快建设各类干细胞研究和应用平台或载体，包括干细胞库、产业化基地、研究院/中心、创新联盟和学会/协会等。详见表6-13。

表 6-13　干细胞临床研究重大载体

载体类型	具体机构
干细胞库	国家干细胞资源库、国家干细胞转化资源库、北京干细胞库、南方干细胞库、中国科学院干细胞库、华东干细胞库、海南坤爱干细胞库、各省公库等
干细胞产业化基地	国家干细胞产业化华东基地、国家干细胞产业化天津基地、无锡国际干细胞联合研究中心、青岛干细胞产业化基地、西安干细胞人工皮肤产品产业化基地、东北制药干细胞药物研发产业化基地等
干细胞研究院 / 中心	华南干细胞与再生医学研究所、国家干细胞工程技术研究中心、人类干细胞国家工程研究中心、国际干细胞联合研究中心、大连干细胞与精准医学创新研究院等
干细胞创新联盟	国家干细胞资源库创新联盟、国家干细胞与再生医学产业技术创新战略联盟、长三角干细胞产业联盟、华夏干细胞产业技术创新战略联盟、无锡市干细胞技术创新战略联盟等
干细胞学会 / 协会	中国细胞生物学学会干细胞生物学分会、中国整形美容协会干细胞研究与应用分会、广东省干细胞与再生医学协会、山东省干细胞学会、吉林省干细胞学会、安徽省干细胞学会等
高校干细胞研究中心	上海市东方医院（同济大学附属东方医院）再生医学研究所、上海交通大学医学院附属仁济医院临床干细胞研究中心、北京大学干细胞研究中心、浙江大学干细胞与再生医学研究中心、大连医科大学肿瘤干细胞研究院、中山大学干细胞与组织工程研究中心等
干细胞医院	海南启研干细胞抗衰老医院、海南颖奕国际细胞医疗中心、中国干细胞集团海南博鳌附属干细胞医院、海南博鳌新生泉国际细胞治疗医院

第二节　监 管 现 状

目前主要由国家层面负责审批干细胞临床研究的机构和项目，并通过飞行检查等方式开展过程监管。地方层面主要负责干细胞临床研究机构和项目的初审，同时在对医院、医疗技术等开展日常卫生监督管理工作时会涉及干细胞临床研究项目。也有些地方在国家监管要求的基础上，进一步细化了相关监管措施，以规范干细胞临床研究工作。以北京为例，详见表6-14。

表6-14　北京有关医疗机构对制备机构提供干细胞制剂院内质量管理要求

主要环节	质量管理主要内容
细胞运输和暂存的稳定性研究	由制备机构完成 如干细胞制剂到达医疗机构后不能立即使用，制备机构应开展院内暂存条件和暂存时间验证
院内干细胞制剂的操作	尽量减少在医疗机构对干细胞制剂进行再培养等影响干细胞安全性及性能的开放性和复杂性操作 如还需进行浓缩、复苏和培养等，医疗机构应配备与操作相应洁净度要求的场所和设施设备，建立相应质量管理制度
干细胞制剂的接收	干细胞制剂使用申请制度（建立相应规程，使用制剂前应向制备机构提出细胞发运申请，填写申请单） 干细胞制剂接收操作规程（与制备机构共同制定，指定干细胞制剂接收部门和人员，建立接收记录，接收包括干细胞制剂及随附文件）
干细胞制剂使用前的检验	干细胞制剂使用前检验制度（在制备机构完成放行检验的基础上，对经过运输的干细胞制剂进行确证检验） 如医疗机构内有可能影响制剂质量或重新引入风险因素的操作，应建立放行检验制度及操作规程

续表

主要环节	质量管理主要内容
放行管理	干细胞制剂“双阶段”放行管理制度（制备机构质量受权人负责出制备机构放行、医疗机构质量受权人负责干细胞使用前放行）
追溯	干细胞制剂使用前应进行留样（制备机构留样，医疗机构再操作时医疗机构留样） 建立干细胞临床研究档案及管理制度（接收、操作、暂存、检验、放行、留样，临床研究、受者病历、随访等；准确、清晰并电子备份，保存至临床研究结束后 30 年）

一、北京

2017 年 7 月，北京市卫生和计划生育委员会和北京市食品药品监督管理局共同出台了《关于进一步加强北京地区医疗机构干细胞临床研究管理的实施意见》，明确了干细胞临床研究机构和项目备案的程序、申请机构的条件与职责、递交材料的方式与途径、卫生部门和药监部门的审查流程等。

2018 年 11 月，北京市卫生健康委员会更是出台了《关于印发〈医疗机构合作开展干细胞临床研究干细胞制剂院内质量管理指南〉的通知》（京卫科教〔2018〕56 号）。该指南是针对由制备机构向医疗机构提供干细胞制剂时，医疗机构应开展的制剂质量管理工作。主要包括两个部分：一是医疗机构对制剂制备机构的评估，包括评估方法、评估标准和保密等三方面内容（表 6-15）。二是医疗机构对制剂的院内质量管理，主要是从医疗机构对干细胞制剂的申请、接收、暂存、操作、使用等多个环节规定了相关质量管理内容。

表 6-15 北京有关医疗机构对干细胞制剂制备机构的评估要求

主要任务	具体内容	
评估方法	合作前全面评估	医疗机构的质量受权人应作为成员 可聘请有经验的专家或委托第三方
	合作中持续评估	与制备机构的内审相结合，和制备机构的质量管理部门共同制定内审计划（全面、多项或单项内审） 督促整改评估中发现的问题并确认整改效果
评估标准	主要标准	《干细胞制剂质量控制及临床前研究指导原则（试行）》 现行 GMP 中有关无菌制剂的要求
	参照标准	相关行业协会制定的干细胞制剂制备规范和检查手册（结合了 GMP 的要求和干细胞的特性）
保密	在不影响评估质量前提下，制备机构可以对核心技术资料采取必要的技术保密措施，如涉及技术或商业机密，可签订保密协议	

二、深圳

2015 年 3 月，深圳市标准化指导性技术文件——《人类间充质干细胞库建设与管理规范》（SZDB/Z 126—2015）正式生效。该规范由深圳市经济贸易和信息化委员会归口、深圳市市场监督管理局发布和深圳华大基因研究院负责起草。

该标准规定了人体来源间充质干细胞库相关的生命伦理、间充质干细胞库建设、机构设置、操作规范和安全管理的基本方法，适用于人体来源间充质干细胞库的建设与管理规范。该规范还给出了《供者健康信息采集表》、人类间充质干细胞样本编码规则、人类间充质干细胞库整体的操作流程和相关术语定义等。

深圳也愈发重视细胞产业发展，把细胞治疗为主的生物医药产业作为“十四五”规划的重要发展方向。细胞产业在2020年发布的健康产业系列政策中都有重要地位，包括《深圳市促进生物医药产业集聚发展的指导意见》《深圳市生物医药产业集聚发展实施方案（2020—2025年）》《深圳市生物医药产业发展行动计划（2020—2025年）》《深圳市促进生物医药产业集聚发展的若干措施》《深圳经济特区前海蛇口自由贸易试验片区条例》。

三、天津

2021年6月，中国（天津）自由贸易试验区管理委员会批复了中国医学科学院血液病医院（中国医学科学院血液学研究所）[以下简称“血液病医院（血研所）”]《关于建设中国（天津）自由贸易试验区联动创新示范基地（基因与细胞治疗）的请示》。批复指出：血液病医院（血研所）要进一步完善联动创新示范基地建设实施方案，在充分论证、防控风险的基础上，大胆闯、大胆试、自主改，推动在细胞采集、生产制备、运输、质控、院内放行、风险控制等方面形成若干技术规范或标准；在细胞治疗分级分类管理制度、审评审批制度、事中事后监管制度等方面形成若干制度创新成果。

2021年11月，《天津市生物医药产业发展“十四五”专项规划》（以下简称《专项规划》）出台，《专项规划》针对细胞产业的监管明确提出：在天津自贸区内探索开展细胞治疗的“风险分级，准入分类”管理，允许相关政策在中日（天津）健康产业发展合作示范区落实。近年来，天津逐步加强对细胞产业的监管力度，其先进做法之一表现为“分级分类管理”，该做法有利于提高监管效率，补齐监管“漏洞”。

四、海南

2017年8月26日，海南博鳌乐城干细胞专家委员会成立大会暨2017年海南博鳌乐城干细胞临床研究与转化应用高端研讨会在海口举行。与会专家表示支持乐城先行区利用“先行先试”政策优势，积极推进干细胞临床转化应用探索。通过专家决策，建议在博鳌设立权威性的第三方检测机构，专门对海南博鳌所用的干细胞产品实行全方位的检测和监控，全程溯源和稽查监管，制定完善对开展干细胞转化应用的医院和机构事前审核、事中监管和事后评估的监督管理机制。2019年7月，为规范和促进先行区生物医学前沿技术临床研究与转化应用，海南省卫生健康委员会起草了《先行区干细胞医疗技术准入与临床研究及转化应用管理办法（试行）》，指出自贸试验区内医疗机构可根据自身的技术能力，按照有关规定开展干细胞临床前沿医疗技术研究项目。制定具有乐城医疗先行区特色的准入标准。

2020 年 8 月 7 日，海南省干细胞工程中心由海南省卫生健康委员会联合省药品监督管理局、博鳌乐城先行区管理委员会批准成立。干细胞工程中心以同济大学附属东方医院、上海干细胞临床转化研究院、国家干细胞转化资源库临床库为技术支撑，拥有一支高水平干细胞领域人才团队，以及涵盖干细胞制剂制备、质检质控、资源存储、临床研究及转化应用的完整技术体系。工程中心立足博鳌、面向海南、辐射全国，以人类重大难治性疾病诊疗和健康促进为导向，聚焦干细胞和免疫细胞临床研究及转化应用，将为相关企事业单位提供决策咨询、技术培训、资源定制、质量检测、资源存储、临床研究及转化应用等全产业链一体化服务，致力于建成国内领先、国际一流的干细胞临床研究及转化应用平台。海南乐城干细胞临床研究推进秉持“特区先行、专家决策、政府监管、一票否决”等原则。

五、云南

2019 年 7 月，云南省政协召开重点提案《关于将干细胞产业作为我省“健康生活目的地”先导产业重点支持发展的提案》督办面商会，鼓励云南地区先行先试，制定云南省干细胞临床前沿医疗技术规范，建议由省卫生健康委员会牵头研究制定我省干细胞临床前沿医疗技术研究规范或政策。2019 年 11 月，云南省人民政府发布的《关于加快生物医药产业高质量发展的若干意见》明确指出，加强细胞产品应用基础研究和转化研究，推进细胞产品临床研究项目备案。云南省在大力推动干细胞产业发展的同时，也注重强化监管，落实干细胞等临床前沿医疗技术的约束监管任务，以保证当地的前沿医疗技术又好又快发展。

第七章

上海干细胞产业发展战略建议

第一节 上海干细胞产业发展的定位与目标

围绕国家创新发展战略，以增强干细胞为代表的战略领域创新策源能力为主线，坚持系统推进与重点突破并举，充分发挥上海在干细胞领域的优势基础，构建内聚外合的开放型创新网络，进一步推动上海生物医药向高端化和国际化方向发展。围绕未来产业推进致力于实现以下几个方面的目标：

一是保持上海干细胞创新策源能力在全国的领先地位。力争突破一批干细胞治疗中的关键科学问题、技术问题和临床转化问题，并早日打破产业链前端国外基础原材料与配套仪器垄断的局面。形成一批能够代表国家参与国际竞争的干细胞研究团队。

二是强化上海干细胞在标准法规方面的话语权和影响力。作为地方力量推动国家建立完善的干细胞相关法规和法律体系，加快完善相关技术指南、技术规范和伦理规范，形成能够指导未来产业化和大规模临床应用的质控体系和治疗操作规范。

三是推动上海干细胞有规划有条件地向产业化方向迈进。在对干细胞分化潜能、分化类型、调控方式以及新生成细胞特性充分把握的基础上建立符合临床级标准并可国际共享的干细胞资源库，服务未来产业发展；推动一批医疗机构、龙头企业的创新成果进入临床应用。

第二节　上海推动干细胞产业发展的战略举措与政策建议

一、加强宏观层面对产业的顶层设计与统筹布局

建议我市加强干细胞产业发展的顶层设计与战略协调，充分依托国家干细胞研究指导协调委员会和国家干细胞临床研究管理工作小组，加强与科技部、国家卫生健康委员会、国家药品监督管理局及国家各相关部委的协调合作，会同上海市卫生健康委员会、市药品监督管理局、市科学技术委员会等相关部门，共同谋划干细胞产业分阶段的发展策略。短期聚焦干细胞发展的关键技术，以凝聚若干高质量的研究团队，形成具有引领意义的研究成果为目标；中期聚焦补强产业链上的缺失环节和薄弱环节，以力争形成功能完备且高质量的产业链条为目标；远期以推动干细胞临床应用和产业化快速有序发展为目标。分别从国家和区域层面通过产业规划，以发展路线图的形式对干细胞产业进行前瞻性、战

略性和策略性的整体布局；完善多方研究资助机制，通过重大、重点专项科研计划集中优势力量围绕干细胞领域的关键科学问题开展跨学科、跨领域的综合集成研究，使干细胞基础研究、临床研究、临床应用、产业化发展形成有效衔接。

二、推动建立我国干细胞产业化标准与法规框架

积极解决统一规范、标准干细胞来源问题。建立不同干细胞类别的干细胞资源库，为干细胞临床研究提供统一规范、标准的干细胞资源。建议有关部门建立联动机制，系统研究并参与我国干细胞产业法律、行业法规、技术指南（指导原则）三层法律法规框架的制定，尤其是对干细胞完成临床研究后走向临床应用的制度进行明确。加强与领先国家在干细胞科研、产业、监管方面的沟通，构建不同形式的国际干细胞科研与标准交流平台，通过全方位、多层次的国际交流合作，提升本市干细胞创新水平，加强上海在干细胞国际合作领域和标准制定方面的国际话语权，为未来产业面向国际化发展奠定好基础。重视并倾听干细胞产业链中利益相关方的意见，配合国家建立健全干细胞产业法规标准体系。在充分考虑干细胞作为个体化治疗技术和药物特殊性的基础上，进一步对已有指南、指导原则进行细化，明确监管部门责任，尽快出台监管细则，为干细胞产品未来产业化服务。

三、强化细胞制剂生产过程质量管理与行业自律

建议监管部门与行业内企业形成联动沟通机制，督促企业建立起与产品相匹配的质量管理体系，利用新一代信息技术建立全过程可追溯的质量管理方案，确保个人识别链条（chain of identify，COI）、制备工艺链条（chain of production，COP）和保存交付链条（chain of custody，COC）的安全控制。以国际干细胞研究学会（ISSCR）《干细胞临床转化指南》所列出的伦理安全标准（①该疗法可能成功的理论根据，以及安全性和治疗效果的临床证据；②该疗法与现有常规治疗措施相比的优势；③所移植细胞符合细胞制备与生产标准的完整特征分析说明；④明确的细胞使用途径，包括配伍的药物、制剂、手术措施；⑤为该项治疗提供临床追踪和数据收集计划，以评估细胞治疗的效果和副作用）为基础，制定详尽的本土化“干细胞医学创新伦理和安全守则”，将正式临床试验之前的干细胞“创新医疗服务”纳入规范与监管之中，提升民众对于干细胞治疗应用的信心。

四、鼓励地方先行先试，推动成果转化与市场应用

积极出台政策鼓励地方医疗机构和企业共同开展干细胞的转化医学研究和产业化探索。建议参照欧盟做法，争取国家区域基质干细胞生产中心落户上海，确保产品质量一致性

和生产成本控制。通过生产中的积累形成较为成熟的产业化标准和工艺方案，进一步在行业中推广。探索建立干细胞监管的科学体系和审评审批标准，建议围绕临床转化这“最后一公里”，在上海建立干细胞研发、应用、产业化监管和审批试验区，建立干细胞产品的快速审查通道，受理后可边提交审查边开展临床试验，推动审批制度向更加科学、高效的方向发展。对于部分国家已经批准开展临床研究且经临床研究证明安全有效的干细胞治疗技术应选择条件具备的先行先试，助推部分技术足够成熟且具备足够安全保障的干细胞产品尽快形成成熟的治疗方案和初步的收费标准，进入市场参与国际竞争。

第三节　上海推动干细胞产业发展的具体举措建议

一、建设上海干细胞与再生医学工程研究中心

聚焦干细胞核心关键共性技术研发，涵盖干细胞全生命周期，对标国家实验室，建设干细胞与再生医学工程研究中心。结合上海现有干细胞基础研究领域优势，建议推进方向涵盖以下几个方面：①干细胞来源及运输与存储；②临床级干细胞制剂的研发及产品化；③干细胞治疗重大疾病的机制研究；④干细胞移植后体内功能建立与调控研究；⑤基

于干细胞的组织和器官功能再造；⑥利用动物模型的干细胞临床前评估；⑦AI（人工智能）赋能的自动化生产体系建设。

二、建设上海干细胞资源典藏中心

建议依托国家平台——国家干细胞转化资源库，推动干细胞资源典藏中心建设。制备标准统一、质量可控的临床级干细胞制剂，建立干细胞资源库三级库，即种子细胞库、主细胞库和工作细胞库，为全国干细胞临床研究和应用服务，亦可为高校、科研院所、企事业单位等提供满足科学研究需求的安全、有效资源，以解决干细胞来源不统一、质量不可控的问题。更重要的是，可为国家应急服务，如当前突如其来的新型冠状病毒肺炎疫情，干细胞疗法表现出其独特优势。

三、建设上海干细胞治疗质量控制中心

建议根据国家级质检平台的建设标准和要求，推动上海干细胞治疗质量控制中心建设。建立上海干细胞质检平台的质量管理体系，建立具有中国食品药品检定研究院等第三方质量复核功能的上海第三方质检平台，建立干细胞制剂的质量筛选评价体系。推动细胞制剂质控或临床转化应用等方面的行业标准、国家标准发布。为建立全国范围的区域性质控中心奠定基础。

四、建设上海干细胞临床医学研究中心

建议在张江科学城或虹桥国际医学中心建立上海干细胞临床研究中心（医院），支撑临床转化与应用，开展国际技术合作与交流，打造干细胞产业链的核心环节和关键要素。中心建设有助于大规模、多中心开展干细胞临床研究或临床试验，短时间内获取干细胞治疗疾病的专家共识、规范、指南或标准。同时吸纳国际先进相关标准、技术规范或最佳应用实践，并结合我国国情，既要“引进来”国际干细胞产业先进技术，也要使得我国干细胞产业“走出去”。条件成熟时，可建立干细胞医院，以满足临床研究需求，支撑临床转化与应用。推进方向建议为：①提出科学的、适用于干细胞研究的监管体系及机制建议；②建立干细胞全流程一体化信息管理系统和大数据中心系统；③开展干细胞治疗重大慢性疾病的临床研究，包括心力衰竭、糖尿病、膝骨关节炎、老年衰弱综合征、神经系统退行性疾病等重大疾病；④干细胞在抗衰老与医学美容领域的临床研究。

五、建设上海干细胞院企交流平台

在干细胞新药研发方面，建议建立上海干细胞院企交流平台，充分发挥干细胞相关高新技术企业作为市场创新主体的作用，由政府主导，加强医疗机构与企业合作，同时引进高校、科研院所等多方力量，从单一创新向融合创新转变，

从封闭式研发向开放式研发转变，从论文、专利等科学研究成果向临床应用转化，打通干细胞临床转化与应用的“最后一公里”。结合干细胞研究特色，加强院企结合，一是要规范化、标准化、国际化合作开展干细胞相关研究；二是围绕人类重大难治性疾病，以临床诊疗为导向，加强科学研究与临床应用结合，企业创新与市场需求结合，突破干细胞科技成果转化瓶颈。

六、建设上海干细胞产品交易平台

在干细胞科技成果转化方面，建议推进在一定范围内经实践证明的先进、成熟、适用的干细胞科技成果转化，形成规模化效应，尽早实现干细胞从实验室研究到临床应用的转化。加强成熟的干细胞项目孵化，一是可建设干细胞科技成果孵化器，并配备相应的软、硬件条件及相关政策，支撑干细胞成果转化；二是可设置干细胞成果交易平台，探索股权激励政策，充分发挥科学家的积极性，吸引干细胞研究者入驻；三是干细胞科技成果可实行项目化管理，根据需要可组建公司，经培育、转化、中试、规模化生产，最终实现转化与临床应用。

七、建设上海干细胞临床研究伦理委员会

在干细胞及转化研究过程中，除合法化、规范化开展研究，应制定伦理管控、应急预案及保险机制等风险防控措

施，对保障干细胞科技成果转化尤为重要。建议组建上海干细胞临床研究伦理委员会，在伦理管控方面，加强干细胞临床研究或临床试验伦理审查，坚持风险最小化、知情同意等基本原则，应重视对临床研究或临床试验跟踪审查，真正降低风险，最大程度保护受试者和研究者；在应急预案方面，针对干细胞研究特点及临床研究或临床试验过程中可能存在的风险，制定详细可行的应急预案，减少医疗事故的发生；在保险机制方面，应在法律法规的允许范围内设计提供个性化、综合性的保险解决方案，建立干细胞移植风险医疗保险机制，降低干细胞研究风险。

参考文献

[1] 刘尚希，石英华，王志刚，等. 经济下行压力加大，亮点与挑战并存——2019年三季度宏观经济形势分析报告[J]. 财政科学，2019（11）：53-117.

[2] 陈云，邹宜諠，邵蓉，等. 美国干细胞产业发展政策与监管及对我国的启示[J]. 中国医药工业杂志，2018，49（12）：1733-1741.

[3] 袁宝珠. 干细胞的“法规—监管—指导原则”体系[J]. 生命科学，2016，28（8）：949-957.

[4] 姜天娇. 我国干细胞技术临床研究现况调查与管理策略研究[D]. 上海：第二军医大学，2016.

[5] 吴曙霞，杨淑娇，吴祖泽. 美国、欧盟、日本细胞治疗监管政策研究[J]. 中国医药生物技术，2016，11（6）：491-496.

[6] 刘昌孝，闫凤英，曹彩. 发展监管科学，促进细胞治疗产品和技术应用科学规范发展[J]. 药物评价研究，2019，42（11）：2125-2135.

[7] 首个干细胞治疗产品Holoclar获欧盟批准[J]. 中国食品药品监管，2015（4）：9.

[8] 廖迅. 国外干细胞治疗乱象与监管政策研究[J]. 决策与信息，2017（1）：72-78.

[9] 高翔. 我国干细胞产业发展布局与模式研究[D]. 哈尔滨：哈尔滨理工大学，2014.

［10］贾丹.L生物公司成骨细胞项目风险管理研究［D］.武汉：华中科技大学，2018.
［11］肖桂芝，田苗，田红，等.FDA加快新药审批程序及突破性治疗药物分析［J］.现代药物与临床，2014，29（5）：447-454.
［12］陈丽.FDA批准新药创十年新高［N］.医药经济报，2015-12-28（8）.
［13］赵蕴华，袁芳.世界主要国家（地区）细胞免疫政策分析［J］.全球科技经济瞭望，2018，33（2）：69-76.
［14］欧洲发布“优先药物”计划［N］.医药经济报，2016-03-16.
［15］杨悦.EMA药品监管创新要义（上）［N］.医药经济报，2017-07-20（F02）.
［16］李轩，周斌.EMA的新药优先政策与监管手段分析［J］.中国医药工业杂志，2018，49（3）：386-391.
［17］高建超.关于我国细胞治疗产业发展现况和监管思路的浅见（下）［J］.中国医药生物技术，2019，14（4）：289-293.
［18］刘慧，俞海燕，吴文涛，等.探讨干细胞疗法在我国临床应用的管理现状［J］.中华医学科研管理杂志，2016，29（3）：165-168，172.
［19］陈云，邹宜諠，张晓慧，等.韩国与日本干细胞药品审批、监管及对我国的启示［J］.中国新药杂志，2018，27（3）：267-272.
［20］闫姗姗，刘丽君，苏丽红，等.日本干细胞研究和临床应用监管状况［J］.心理医生，2017，23（11）：38-40.
［21］卢加琪，刘伯宁，罗建辉.基于干细胞的再生医学产品研究进展与监管现状［J］.中国科学：生命科学，2019，49（1）：18-27.
［22］虞淦军，吴艳峰，汪珂，等.国际细胞和基因治疗制品监管比较

及对我国的启示［J］. 中国食品药品监管，2019（8）：4-19.
［23］戴书缙 . 我国干细胞产业政策的现状、问题及对策研究［D］. 上海：上海交通大学，2015.
［24］王正国 . 再生医学展望［J］. 中华创伤杂志，2012，28（1）：1-4.
［25］卢世璧，吴祖泽，付小兵，等 . 我国细胞技术类再生医学创新型技术产业发展战略研究［J］. 中国工程科学，2017，19（2）：95-99.
［26］周琪，任小波，杨旭，等 . 面向未来的新一轮医疗技术革命——干细胞与再生医学研究战略性先导科技专项进展［J］. 中国科学院院刊，2015，30（2）：262-271.
［27］付小兵 . 成体干细胞与再生医学：几个重要领域的进展与展望［J］. 中华医学杂志，2007（17）：1153-1155.
［28］Liang B，Chen J，Li T，et al. Clinical remission of a critically ill COVID-19 patient treated by human umbilical cord mesenchymal stem cells：A case report［J］. Medicine（Baltimore），2020，99（31）：e21429.
［29］Yun CW，Lee SH. Enhancement of functionality and therapeutic efficacy of cell-based therapy using mesenchymal stem cells for cardiovascular disease［J］. Int J Mol Sci，2019，20（4）.
［30］Volkman R，Offen D. Concise Review：Mesenchymal Stem Cells in Neurodegenerative Diseases［J］. Stem Cells，2017，35（8）：1867-1880.
［31］陈涛，钱万强 . 国内外干细胞研究和产业发展态势分析［J］. 中国科技论坛，2011（10）：152-155，162.
［32］沈甜甜，方翼 . 间充质干细胞的研究进展［J］. 中国临床药理学

杂志，2019，35（22）：2939-2942.

[33] 钟华，安新颖，单连慧，等. 中国干细胞产业发展概况分析［J］. 中国医药生物技术，2012，7（1）：2-4.

[34] 黄珍霞. 基于产业链边界的干细胞与再生医学产业发展战略研究［J］. 决策咨询，2019，49（1）：84-87，91.

[35] 王泰华. 干细胞技术为医学事业带来跨时代变革［J］. 中国科技产业，2018（8）：30.

[36] U. S. Food and Drug Administration. FDA Regulation of Human Cells，Tissues，and Cellular and Tissue-Based Products（HCT/P's）Product List［EB/OL］.（2018-02-01）［2021-06-01］. https：//www.fda.gov/vaccines-blood-biologics/tissue-tissue-products/fda-regulation-human-cells-tissues-and-cellular-and-tissue-based-products-hctps-product-list.

[37] Konishi A，Sakushima K，Isobe S，et al. First approval of regenerative medical products under the PMD act in Japan［J］. Cell Stem Cell，2016，18（4）：434-435.

[38] 胡泽斌，王立生，崔春萍，等. 干细胞临床应用安全性评估报告［J］. 中国医药生物技术，2013，8（5）：349-361.

[39] Bailey AM，Arcidiacono J，Benton KA，et al. United States Food and Drug Administration regulation of gene and cell therapies［J］. Adv Exp Med Biol，2015，871：1-29.

[40] U. S. Food and Drug Administration. Cellular & Gene Therapy Guidances［EB/OL］.（2016-09-15）［2021-06-01］. https：//www.fda. gov/vaccines-blood-biologics/biologics-guidances/cellular-gene-therapy-guidances.

[41] Salmikangas P，Schuessler-Lenz M，Ruiz S，et al. Marketing regulatory oversight of advanced therapy medicinal products (ATMPs) in Europe：the EMA/CAT perspective [J]. . Adv Exp Med Biol，2015，871：103-130.

[42] Okada K，Koike K，Sawa Y. Consideration of and expectations for the pharmaceuticals，medical devices and other therapeutic products act in Japan [J]. Regen Ther，2015，1 (6)：80-83.

[43] Maeda D，Yamaguchi T，Ishizuka T，et al. Regulatory frameworks for gene and cell therapies in Japan [J]. Adv Exp Med Biol，2015，871：147-162.

[44] 汤红明，刘中民．关于推进干细胞临床研究的思考 [J]. 中华医学科研管理杂志，2020，33 (1)：79-80.

[45] Sipp D，Robey PG，Turner L. Clear up this stem-cell mess. Nature，2018，561 (7724)：455-457.

[46] 赵庆辉，周红梅，汤红明，等．干细胞资源库及信息管理系统的标准化建设 [J]. 转化医学杂志，2018，7 (1)：17-19.

[47] 赵庆辉，蒋尔鹏，何斌，等．加强干细胞科技成果转化的策略探讨 [J]. 中华医学科研管理杂志，2020，33 (4)：264-268.